쉬운태교 **명품태교**
Talk to the unborn baby

쉬운태교 **명품태교**

초판 1쇄 | 2016년 12월 27일
지은이 | 박숙현
펴낸이 | 김종경
편집디자인 | 코애드
출력·인쇄 | 좋은사람들
펴낸곳 | 북앤스토리
　　　　　 경기도 용인시 처인구 지삼로 590 (삼가동186-1)
　　　　　 전화 031-336-8585   팩스 031-336-3132
이메일 | iyongin@nate.com
등록 | 2010년 7월 13일 · 신고번호 2010-8호
ISBN | 979-11-952202-7-4

값 15,000원

※파본은 구입처나 본사에서 바꿔 드립니다.
※이 책의 무단 전재와 복제를 금합니다.

이 도서의 국립중앙도서관 출판예정도서목록(CIP)은
서지정보유통지원시스템 홈페이지(http://seoji.nl.go.kr)와
국가자료공동목록시스템(http://www.nl.go.kr/kolisnet)에서
이용하실 수 있습니다.
(CIP제어번호 : CIP2016031798)

이 책은 용인문화재단의 문화예술지원기금을 받았습니다

쉬운태교 명품태교

박숙현 지음

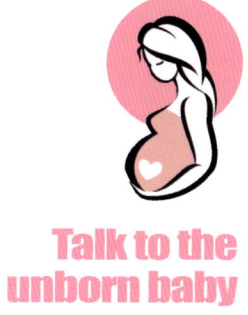

Talk to the unborn baby

BOOK story

저자의 글

일상 속 편안하고 건강한 태교

요즘 임신부들은 태교에 대한 정보의 홍수 속에서 살고 있다. 웬만한 예비부부나 예비부모들은 태교에 관해 관심도 많고 아는 것도 상당히 많다. 2015년에 전국 태교수기 공모전을 실시해서 수상작들을 '태교'라는 책으로 엮은 적이 있다. 현대 엄마들의 태교에 대한 전문적 식견과 노력에 놀라지 않을 수 없었다.

서점에는 태교 책자들이 얼마든지 있다. 전국의 웬만한 도서관에는 원 없이 읽고도 남을 정도로 태교, 임신, 출산, 육아 관련 서적들이 즐비하다. 그뿐인가. 자판만 두들기면 온갖 정보가 쏟아지는 인터넷을 비롯해 병원의 출산교실, 보건소 강좌, 친구, 친척이 알려주는 정보, 유아용품업체의 태교 이벤트에 이르기까지 태교 정보를 입수할 수 있는 곳이 많다.

정보의 홍수 속에 사는 우리는 태교가 왜 중요하고, 어떻게 해야 하는 지 세세한 방법까지 다 파악하고 있기 때문에 누구나 훌륭하게 태교를 해 낼 수 있다. 다만, 내 아이만을 위한 소극적 태교보다는 이웃과 함께 건강한 삶을 꿈꿀 수 있는 가치 있고 고귀한 태교에도 관심을 가졌으면 하는 바람이다. 태교가 우리나라의 초저출산 벽도 가뿐하게 뛰어넘을 수 있는 기적의 불씨가 됐으면 한다.

잉태를 계기로 자연을 생각하고, 환경을 생각하는 부모로 한 뼘씩 성장했으면 하는 바람이다. 아기가 살아야 할 공간의 건강성은 매우 중요하다. 더구나 뱃속의 태아가 무럭무럭 성장하기 위해서는 오염되지 않은 공기, 건강한 먹거리 등 살기 좋은 주변 환경이 기본적으로 갖춰져 있어야 한다.

우리 옛 조상들은 특출한 태교를 했기 때문에 인재를 얻은 것이 아니라고 생각한다. 건강하고 총명한 아기를 출산하게 한 것은 8할이 좋은 환경의 영향이 아니었나 싶다. 진정 내 아기가 잘살기를 원한다면 음악 태교, 미술 태교 등 각론에만 관심을 두지 말고 아름다운 터전을 만드는 일에도 관심을 가졌으면 좋겠다. 내 아이만을 생각하는 소극적 태교가 아니라, 더불어 잘 살 수 있는 적극적 태교의 문을 열자.

그렇다고 거창한 무언가를 하라는 건 아니다. 할 수도 없다. 우리가 진정성 있게 실천할 수 있는 것은 아마도 일회용품 안 쓰기, 세제 덜 쓰기, 아껴 쓰고, 나눠 쓰고, 바꿔 쓰고, 다시 쓰기, 분리수거 잘하기 같은 소소한 생활습관 정도가 아닐까 싶다. 천리 길도 한걸음부터이고, 시작이 반이라고 하듯 우리 모두가 내 주변에서부터 시작하는 것이다.

임신과 동시에 내 아이가 살아갈 지구환경을 생각하는 성숙한 자신을 돌아보면서 얼마나 많이 흐뭇하겠는가. 처음에는 내가 할 영역도 아니고, 내가 한다고 해서 될 일도 아니고, 귀찮고 구질구질하다고 생각할 수도 있다. 그러나 하나둘 변해가고 성장해가는 자신의 모습을 보면서 남모를 성취감도 느낄 것이고 태아에게 좋은 것을 가르쳐준다는 보람도 느끼게 될 것이다.

 박완서의 태교 동화 가운데 임신한 새댁이 등장한다. 임신 전에는 자기 집 안마당만 쓸다가 임신한 후 담장 밖 골목까지 청소를 한다. 또 처음 아빠가 될 남편은 아기방은 물론 동네 놀이터의 망가진 그네를 고친다. 이처럼 우리는 우리 아기가 살아갈 환경을 소중히 여기고 아름답게 가꾸는 보다 넓은 의미의 태교에 관심을 가져야 한다. 자연이 건강하게 살아있는 옛날의 모습, 즉 오래된 미래를 꿈꾸고 실현하는 것이야말로 오늘날 우리에게 꼭 필요한 태교가 아닌가 싶다.

박숙현

차례

저자의 글 · 일상 속 편안하고 건강한 태교 6

1 CHAPTER
엄마도 태아도 행복한 태교

태교는 배워서 하는 게 아니다 17
엄마의 일상이 태교 19
행복하게 일하는 엄마 21
태아는 엄마의 몸과 마음을 송두리째 공유 24
엄마를 성장시키는 태아 25
엄마는 생각한다, 태아도 생각한다 26
태교의 기본은 부부간의 사랑 28
엄마들이 우울해요. 사랑해 주세요 30
아빠도 우울해요. 사랑해주세요 32
좋은 것만 주고 싶은 엄마 33
엄마도, 아빠도 처음엔 아기 같다 34
태아와 이심전심 35
아기가 태어나면 다시 초자 부모 37
아빠들은 쑥스러워요 37
남편들이여 석삼년 참듯 열 달만 참자 39
아빠가 작사 작곡한 태교 동요 41
엄마란 절제하는 것 42
첫번째 아기니까 GO, 이 정도는 GO 43
중고용품 44
시부모여, 며느리를 사랑하자 46
태교 공부 대신해주는 친정엄마 47
미혼모들의 태아 사랑 49
임신부들의 건전한 커뮤니티 50
임신부의 버킷리스트 52

2 CHAPTER
너무너무 소중한 새생명 신비

태아의 100% 흡수율 57
3단계 태교 59
태교 전 단계 60
태교 실천기 61
엄마의 양수 속에서 웃는 태아 63

출산 후에도 지속하는 태교 *64*
마법의 출산 *65*
10개월의 여정 *68*
주영훈 이윤미 부부의 수중분만의 숭고한 장면 *69*
남편이 아내 손을 꼭 잡아주면 통증 줄어 *70*
아이에게 최고의 선물은 자연분만 *72*
모유 수유 *73*
태아 프로그래밍 *74*

3 CHAPTER
흥미로운 창의태교가 평생간다

평생교육의 시작 *79*
원데이쿠킹 클래스에 다녀온 예비 부모 *80*
앞치마 만들고 온 가족이 요리하는 집안 전통을 만들자 *81*
널 위해 만든 최초의 동화책이야 *83*
아이에 대한 기원을 수놓자 *84*
배냇저고리에 담긴 깊은 뜻 *85*
미국에서도 호평받는 포대기 *86*
화분 키우기 *88*
어린이 도서관 가기 *89*
집에서 가장 예쁜 그릇을 꺼내라 *90*
아가야, 우리 바둑 둘까 *91*
토론 태교 *93*
독서 *94*
명상 *95*
성경 불경으로 아침을 열다 *96*
유대인이 아기 목욕시킬 때 하는 기도 *97*
햇살 아래 말린 나물 *99*
예술을 즐겨라 *100*
다중지능의 시대 *101*
엄마의 그림일기는 그림 동화 *103*
감사하다는 말의 수혜자는 태아 *104*
옷에 감사한 어느 엄마 이야기 *105*
좋은 글 필사하기-'나무를 심은 사람' *107*

아빠 태담은 호기심 천국 *108*
흑백 모빌 만들기 *109*
아버지만 앉을 수 있는 의자 *110*
엄마의 뛰어난 관찰력 *111*
세상을 읽어주기 *113*
산책하기 *114*
노래 불러주기 *116*
저금통 준비하기 *118*
숲에 다녀오기 *119*
추억의 벤치 *121*
탈무드로 자연스러운 태교 *122*
태교신기라는 태교 텍스트 *123*
솔로몬의 잠언집 *124*
아낌없이 주는 나무 *125*
격몽요결에 나오는 좋은 문구 *126*
법구경을 읽어보자 *128*
장계향, 타샤 튜더, 마샤 스튜어트 *129*
줄리 앤 줄리아 *132*

BOOK BONUS
조선 명문가 태교비법

1 부모는 태교해야 할 책임이 있다
훌륭한 인성을 가진 아기를 낳기 위해 *136*
튼실하고 행복한 잉태는 건강한 생명의 첫 단추 *136*
행복한 잉태는 아버지 책임이다 *136*
몸과 마음을 바르게 해서 자식을 가르치는 게 어머니 책임이다 *137*
훌륭한 스승에게 배우다 *138*
자식이 재주와 지혜가 있고 나서 스승의 책임을 논하라 *138*

2 시작이 중요하다
사물의 성질은 배태 시에 근거한다 *138*
자식을 큰 그릇으로 키우는 길 *139*

3 태교는 인간학, 효자가 효자를 낳는다
태교는 절제를 미리 가르치는 것이다 *139*
태교를 하지 않으면 자식이 못나고 어리석다 *140*

　　　　짐승조차도 태교 한다 *140*
　　　4 태교는 가족과 나, 사회 전체의 몫이다
　　　　태교는 온 집안이 해야 한다 *141*
　　　　임신부를 대하는 법 *141*
　　　　보는 것을 조심해서 마음을 바르게 한다 *142*
　　　　귀로 듣는 것을 삼가야 한다 *142*
　　　　임신부는 마음을 바르게 해야 한다 *143*
　　　마음이 바르면 말도 바르다 *143*
　　　양생과 거처 *144*
　　　임신부의 일하기 *144*
　　　임신부가 앉아있을 때의 움직임 *145*
　　　임신부가 서서 다니는 방법 *145*
　　　임신부가 잠잘 때 누워있는 방법 *146*
　　　음식을 먹는 도리 *146*
　　　임신부가 해산에 임했을 때 *147*
　　태교법의 총결 *147*
　5 태교를 모르면 어머니 자격이 없다
　태교의 요점은 조심하는 것 *147*
　태교를 하고 안 한 결과는 뚜렷하다 *148*
구하면 얻는다 *148*
6 태교를 안 했을 때의 폐해
태를 잘못 기르면 장애를 겪거나 생명이 위험하다 *149*
7 간사한 마음이 일지 않아야 한다
　부적과 주문으로 태아를 지키는 게 아니다 *150*
　질투를 하지 말라 *150*
　8 태를 잘 길러야 재주 있고 장수한다
　　어머니가 건강해야 아기도 건강하다 *151*
　　사회적 지위가 높아도 태교를 모르면 못한다 *151*
　9 태교는 온고지신이다
　　옛 사람들의 태교 실천 *152*
　　10 좋은 배우자와의 만남이 태교의 시작이다
　　　훌륭한 배우자를 선택해야 한다 *152*

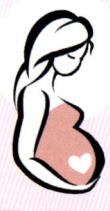

매일매일 태아와 이야기해요
Talk to the unborn baby

CHAPTER 1

엄마도
태아도
행복한 태교

태교는 배워서 하는 게 아니다

"동화책은 언제, 얼마 동안, 얼마 만한 목소리로 읽어줘야 할까."

태교 안내서를 읽어봤지만 막상 태교를 하려니 막막하다. 딱 떨어지는 지침이 없다보니 어정쩡하다는 생각이 든다. 그러나 태교는 수학공식이 아니다. 상식선에서 태아와 한 마음, 한 몸으로 즐겁게 소통하면 된다.

내 앞에 아기가 있다고 생각 하고 엄마의 마음으로 시도해 보자. 아니면 입장을 바꿔 내가 아기라면 어떨까 생각해보자. "또렷한 목소리로 의성어를 섞어가면서 재밌게 읽어주면 좋아하겠지."

엄마의 뱃속은 심장 뛰는 소리, 꼬르륵거리는 소리, 음식물 삼키는 소리, 혈액 흐르는 소리 등으로 시끄럽다. "만일 배를 쓱쓱 문지르면서 동화책을 읽어주면 소음이 더욱더 커지겠구나."

엄마 목소리는 동굴에 대고 외치듯 공명이 돼 5db 정도 증폭된다고 한다. "굳이 큰 목소리로 책을 읽을 필요가 없겠네."

실제 태아가 보고 느낀다고 생각을 하면서 태아에게 집중하고 동화책의 이미지를 태아에게 전송해보자. 아하면 어하는 식으로 호흡이 척척 맞을 것 같지 않은가.

태교만 그런 것이 아니다. 출산 역시도 마찬가지다. 나는 원래 겁도 많았지만 출산을 앞두고 분만법, 호흡법 등을 단 한 번도 연습한 적이 없었기 때문에 자연분만에 자신이 없었다. 결국, 제왕절개를 택했고, 지금도 후회하고 있다. 우리가 출산을 배워서 아기를 낳게 된 것이 언제부터인가. 우리 부모들은 한 번도 배우지 않았지만 아기를 몇 명씩이나 쑥쑥 낳아서 잘 길렀다.

태교가 됐든, 출산이 됐든, 모유 수유가 됐든, 신생아 목욕이 됐든 배워야만 할 수 있다는 생각은 버리자. 모든 것을 자연스럽게 받아들여서 엄마의 마음으로, 아빠의 마음으로 천천히 서두르지 말고 다가가는 것이 중요하다. 처음에는 쩔쩔매고 헤맬 수 있지만 점차 선수가 돼 가는 모습을 발견하게 될 것이다. 엄마 아빠는 자신감 있게 우뚝 서서 아이에게 믿음을 줘야한다. 현대의 엄마와 아빠는 모두 전문가다. 모른다고 하면서 막상 부딪혀 하는 것을 보면 너무나도 잘들 한다.

엄마의 일상이 태교

 음악을 듣고, 그림을 그리고, 동화책을 읽고, 바느질하는 등 뭔가 특별한 것을 해야만 태교한다고 착각하기 쉽다. 그러므로 한두 가지 시도하다가 태교 끝을 외치며 풀어지기 일쑤다. 그러나 엄마의 일상이 모두 태교다. 엄마가 무언가 특별한 태교를 할 때만 태아가 태중에 있고 나머지 시간은 나가서 놀다가 들어오는 것이 아니다. '아기는 뱃속의 일을 기억하고 있다'(이케가와 아키라 지음)에는 태아가 배에 난 구멍으로 보았던 것을 기억한다는 내용이 나온다. 태중에서 태아는 다 보고 듣고 느끼고 기억한다는 사실을 잊어서는 안 된다.

 하루 동안 펼쳐지는 엄마의 일상엔 무엇이 있을까. 우선 아침에 일어나서 씻고, 밥하고, 빨래하고, 청소하고, 설거지하고, 낮잠 자고, 쉬고, 전화하고, 먹고, 마시고, 옷 골라 입고, 대화하고, 생각하고, 요가하고, 나무에 물주고, 시장보고, 아빠와 이야기 나누는 것 등 수많은 에피소

드가 있을 것이다.

오늘 밥통째 들고 앉아 반찬 통 몇 개 꺼내놓고 대충 식사를 하지는 않았는지 돌아보자. 설거지한다고 달그락거리며 우당탕퉁탕 그릇 깨지는 소리를 내면서 억지로 하지는 않았는지 뒤돌아보자. 아빠와 아주 사소한 일로 말다툼을 하면서 미움을 만들어내지는 않았는지 돌아보자.

음악 태교를 한다고 금방 클래식 음악을 우아하게 듣던 엄마가 태교 끝을 외치며 요란스럽게 설거지하는 것을 바라보는 태아의 심정이 어떨까. 뱃속서부터 "우리 엄마는 못 말려!" "엄마 뿔났나"라는 불안한 마음을 들게 해서는 안 되지 않을까.

그릇 부딪히는 소리며, 수돗물 흐르는 소리를 흘려보내지 말고 태아의 청각을 자극하는 생활 속의 청각 태교로 적극 활용해보자.

"아가야 귀를 기울여 보렴. 엄마가 설거지하는 소리 들려줄게"라면서 즐겁게 설거지를 하면 어떤 음악 태교 못지않은 소리 태교가 된다.

이렇듯 엄마의 일상이 모두 다 태교다. 엄마와 탯줄로 연결된 태아는 엄마와 하루를 송두리째 공유하고 있다. 엄마가 아침에 눈을 떠서 다시 잠들 때까지의 하루 일상과 심지어 잠을 자는 순간까지 엄마와 태아는 한 몸이며, 따라서 엄마의 모든 정보는 태아와 공유된다. 태아는 뱃속에서 엄마의 일거수일투족을 다 느끼고 배우고 두뇌에 차곡차곡 저장한다는 사실을 잊지 말자.

이사주당은 태교신기에서 "임신한 어머니는 태아와 혈맥이 이어져 있어서 호흡을 따라 움직이니, 그 기쁘고 성내는 바가 자식의 성격이며, 그 보고 듣는 것이 자식의 총명함이며, 춥고 따뜻함은 자식의 기운이며, 그 마시고 먹는 것이 살이 된다"고 했다.

태아는 엄마가 하면 하는 대로 따라갈 수밖에 없는 상황이다. 좋고 나쁜 것을 취사선택할 수 없다. 말 그대로 '꼼짝 마'이다. 하루 일상을, 하루 24시간을 태아를 생각하면서 조심스럽고 품위 있게 지내도록 하자.

행복하게 일하는 엄마

아기를 낳기 전에는 '엄마는 강하다'라는 말이 이해가 가지 않았다. "왜 여자만 강해야 하는 거지"라는 반발심도 있었다. 그런데 자식을 낳아서 기르다보니 어느 틈에 강해져 버렸다. 엄마들은 자녀 앞에서 한없이 헌신적이 될 수밖에 없는 심장을 가졌다.

요즘은 일하는 엄마들이 많다. 일하느라 힘들고 스트레스받고 솔직히 태교할 시간도 없다. 엄마가 강하다지만 임신한 몸에 피곤까지 겹

치면 뭘 어쩌겠는가. 더구나 엄마들의 직업이 모두 꿈의 직업도 아니지 않은가.

어떤 엄마는 온종일 서 있어야 할 테고, 어떤 엄마는 온종일 종종걸음으로 뛰어다녀야 할 테고, 어떤 엄마는 뜨거운 불 앞에서 음식을 만들어야 할 것이다. 원래 너무 힘든 일은 하지 말아야 하는데 그게 어디 마음대로 되는가.

말도 안 된다고 할지 모르지만 그럴수록 강한 모성애가 필요하다. 스스로 마음을 다잡는 수밖에 없다. 태아를 위해서 뭔들 못하겠느냐 하는 심정으로 희생하는 정신을 배워나가면서 점점 엄마가 되어가는 수밖에 없다. 다행히 교사나 학원 강사, 음악가 등 나름 힘은 들더라도 태교에 도움이 될법한 직업은 일하면서 태교가 되는 행운이 따를 수도 있다. 그러나 악취가 나고, 뜨겁고, 소음이 크고, 무겁고, 다리 아프고, 허리 아픈 직업들은 태아에게 해가 안되면 다행이다.

우선 태아에게 미안하다고 이야기를 해 주는 게 순서일 것 같다. "엄마가 하는 일이 너무 시끄럽지? 그런데 엄마가 쉴 수가 없구나. 엄마가 미안해. 우리 아가 힘내고 엄마랑 잘 이겨내자"라고 태아에게 엄마가 처한 상황을 알려주고 힘을 주는 일이 급선무다. 엄마가 힘든 이상으로 뱃속의 태아는 힘들다. 몸집이 큰 엄마에게 1이라는 고충이 주어진다면 몸집이 작은 태아에게는 100배, 200배의 고충이 주어질 게 아닌가.

  점심시간이나 휴식 시간을 잘 활용해서 잠시라도 몸의 피곤을 풀고, 신선한 공기라도 쏘이자. 그리고 배를 부드럽게 어루만져주면서 좋은 말을 해주거나 짧은 동요라도 불러주자. 태아의 마음이 눈 녹듯 녹아내리지 않을까. 별도의 시간을 내기 어려우니 자투리 시간을 잘 활용해야 한다.

  길을 가다가도 하늘거리는 연녹색 잎사귀나 높고 푸른 하늘을 올려다보면서 엄마와 태아 모두 잠시라도 행복을 누리자. 예쁜 꽃이 피어 있으면 잠깐 서서 꽃구경도 하고 향기도 맡아보자. 그리고 뱃속의 태아와 이야기를 많이 나누자. "오늘도 고생 많았어. 우리 아기가 있어서 엄마가 힘이 나네"라고 태아에게 고마움을 전하자. 잠자리에 들 때는 자장가를 불러주자. "너 때문에 힘들어 죽겠다"는 식으로 심한 상처를 주는 말은 하지 말자.

  말해주는 것, 노래 불러주는 것은 언제 어디서든 할 수 있고, 효과도 만점인 태교다. 마음껏 해주자. 얼마나 소중한 생명인가. 온 마음으로 보듬자. 좋은 말을 많이 해주면 태어나서 엄마에게 효도하는 총명한 자녀가 된다. 그렇지 않고 화내고 스트레스 받고 짜증내면 꼭 닮은 아기가 태어나서 커가면서도 엄마의 속을 상하게 한다는 것을 잊지 말자.

태아는 엄마의 몸과 마음을 송두리째 공유

 엄마의 심장을 출발한 혈액은 엄마의 머리끝부터 발끝까지 구석구석을 다 돌고 다시 심장으로 돌아간다. 이때 혈액은 엄마 몸속에 있는 태아를 비껴가지 않는다. 태아의 온몸을 함께 돌면서 신선한 산소와 영양분과 호르몬 등 각종 물질을 전해준다. 탯줄로 연결된 태아는 엄마와 생물학적 정보를 실시간으로 공유한다.

 그렇다면 엄마의 마음은 어떻게 전해질까. 엄마의 마음도 혈액이 순환할 때 함께 전해지는 걸까. 엄마의 마음은 혈액 속에 있는 걸까.

 아리스토텔레스는 마음이 심장에 있다고 말했고, 뇌 과학자들은 두뇌에 있다고 했다. 그러나 마음은 온몸의 세포 하나하나에 깃들어 있다는 것이 최근 양자물리 학자들의 설명이다. 양자물리학적 입장에서 볼 때 최소 미립자인 양자의 단계에서 우리의 몸과 정신의 구별은 무의미하다. 육체와 정신이 넘나들고 있는 것이다.

 교통사고로 다리를 잃은 한 아이가 다리 절단 수술 후에 없어진 내 다리가 아프다면서 다시 응급실을 찾았다면 그 이유는 무엇일까.

 과거에는 이와 같은 현상을 딱히 설명할 도리가 없어 팬텀 현상이라고 했다. 그러나 양자물리학적 연구가 진척된 오늘날에는 사고 당시의 통증을 온 몸이 기억하고 있다가 당시의 기억이 되살아 날 때 통증도 살아난다고 설명한다.

결국, 엄마의 마음은 엄마의 몸 곳곳은 물론 탯줄로 연결된 태아에게까지 속속 깃들게 되는 것은 너무도 당연하다. 그러니 엄마는 늘 착하고 행복한 마음을 갖도록 노력해야 한다.

엄마를 성장시키는 태아

태아는 엄마에게 수동적으로 받기만 하는 존재가 아니다. 점점 메말라가는 엄마의 정서를 일깨워 그간의 무미건조한 생활에서 벗어나 진정 재밌고 유쾌하고 행복한 삶이 무엇인지 알 수 있도록 인도해 주는 존재다. 우선 태교만 해도 그렇다. 중고등학교 가정시간 외에 바늘을 잡아본 적이 없는 엄마는 아기 옷도 만들고, 인형도 만든다. 그림도 그리고 색종이도 접는다. 게다가 어려운 수학 문제도 척척 풀어낸다. "학창 시절 이 정도로 열심히 공부했으면 인생이 달라졌을 텐데"하면서 말이다.

태아는 이렇듯 엄마의 제2의 인생, 아주 별다른 또 하나의 새로운 인생을 이끌어주는 존재이다. 예술가로, 요리사로, 디자이너로 거듭 태어나는 엄마. 태아는 이런 엄마의 24시를 다 공유하고 있다. 엄마의 일상이 좀 더 성실하고 창조적이고 정돈 되고 바르고 참되어야 하는 이유다. 더구나 태아는 엄마에게 가치 있는 삶에 대해서도 생각하게 한다. 감사, 배려, 용서, 인내, 나눔 등 한동안 잊고 지내던 착한 마음을 끌어내 준다.

임신과 출산은 인생에서 거쳐야 하는 통과의례 중 가장 중요한 부분이다. 새 생명을 만들어내는 어마어마한 과정. 엄마의 입장에서 볼 때 임신을 통해서 진정한 인간으로 한 단계 업그레이드되는 것이고, 출산을 통해서 또 한 단계 더 업그레이드되는 것이다.

그리고 자녀를 키우는 과정에서 하루하루 완숙한 인간으로 완성돼 가는 것이다. 자녀는 부모에게 보호만 받는 존재가 아니라 부모를 성장시키는 존재이다.

엄마는 생각한다, 태아도 생각한다

태교는 평생을 살아가는 나침반을 태아의 기억에 새기는 과정이라고 할 수 있다. 과연 태아는 생각하는 존재일까. 엄마는 생각한다. 고로 태아도 생각한다.

태아와 엄마는 일심동체이다. 태아는 태중에서 열 달 동안 한 몸으로 지내는 엄마의 마음을 비껴갈 수가 없다. 태아의 맑은 심성을 지켜주는 것은 엄마이다. 또 엄마는 가장 가까이에 있는 아빠의 영향을 받을 수밖에 없다. 결국, 태아는 아빠의 영향도 받을 수밖에 없다.

 태아 고유의 마음에 엄마와 아빠의 마음이 얹혀져 태아의 인성이 형성 된다. 결국, 아기는 부모를 닮은 마음을 가지고 태어난다. 부모의 마음이 맑고 깨끗하면 아기의 마음도 그러하다. 부모의 마음이 오염돼 있으면 아기의 마음도 그러하다.

 막 태어난 아기들은 모두 사랑스럽고 예쁘다. 그런데 자라면서 못된 행동도 하고 심술도 부린다. 태어난 이후의 환경적 영향도 있겠지만 우선 태아를 임신했던 부모의 탓이 클 듯싶다. 아이를 태중에 품고 어떠한 일상을 보냈는가를 돌이켜보자. 아니 그보다 앞서 정자를 품고 있던 아빠, 난자를 품고 있던 엄마의 평소 품성이 어떠했는가를 생각해 보자.

 태아를 품은 엄마는 열 달 동안 혹시라도 "비뚤어져 버릴 테다" 할지도 모르는 태아를 바르게 가르쳐야 한다. 탈무드에 하나님이 태아를 일일이 가르칠 수 없어서 엄마를 대신 보냈다고 했다. 엄마는 막중한 임무를 부여받은 하늘이면서 선생님이다. 엄마부터 바른 마음을 갖고 바르게 생각하고 행동하는 좋은 본보기가 돼야 한다. 아빠는 나 몰라라 방관자처럼 행동하지만 원천 제공자로서 자숙함과 동시에 조연인 점을 잊어서는 안 된다.

태교의 기본은 부부간의 사랑

　태교의 기본은 부부간의 사랑이다. 엄마가 아빠한테 사랑을 받으면 엄마의 마음은 행복해지고 엄마의 몸에서는 좋은 호르몬이 나온다. 이 좋은 호르몬은 태아에게 전해지며 태아 역시 행복함을 느끼게 된다. 엄마가 아무런 걱정 없이 행복할 때 혈액 순환이 잘되고, 이때 혈액을 통해 태아에게는 산소와 영양분, 각종 호르몬, 효소, 신경전달물질 등이 원활하게 흘러들어 간다. 당연히 태아는 건강하고 두뇌도 총명한 아기로 성장하게 된다. 또한, 사랑을 받아본 사람이 사랑할 줄 안다는 말처럼 태아는 타인에게 행복을 전하는 따뜻한 인성의 소유자가 된다.

　부부가 가장 믿고 의지하는 사람은 바로 부부다. 부부는 일심동체다. 아내는 남편을, 남편은 아내를 가장 가까운 존재로 여긴다. 만일 부부싸움 등 부부간에 갈등요인이 발생하게 되면 홀몸이 아닌 임신부의 스트레스는 태아에게 악영향을 미친다. 부부간의 갈등이 있으면 태아의 신체 정신적 장애 요인이 2.5% 증가한다는 영국 글래스고 의대의 연구 결과가 있다.

  고혈압, 중노동 등 육체적 스트레스 크기가 최대 1이라고 할 경우 부부싸움 같은 정신적 스트레스의 수치는 6정도가 되는 것으로 연구되고 있다. 스트레스는 임신부의 혈관을 축소해 태반으로 흘러들어 가는 혈액의 양을 줄어들게 한다. 태아는 혈액을 충분히 공급받지 못하므로 건강은 물론 두뇌 발달에 좋지 않다. 또 엄마의 미움과 짜증은 태아의 인성 발달에도 나쁜 영향을 준다.

  그 뿐만 아니라 스트레스 호르몬이 태아에게 흘러들어 갈 경우 출생 후 외부 스트레스에 맞서서 사용해야 할 물질을 뱃속에서 미리 써버리는 기막힌 상황에 맞닥뜨리게 된다. 그러니 출생 후 면역력이 좋을 리 없고 프로그래밍화돼 평생 스트레스에 약하게 된다.

  스트레스는 암을 일으키는 원인이 될 정도로 무서운 요인이다. 내 아이가 자라면서 스트레스에 민감하게 반응하면 어찌 건강이 우려되지 않겠는가. 더구나 욱하는 성격의 아이로 성장하면 부모의 걱정이 이만저만 아닐 것이다. 만일 엄마가 만성 스트레스에 시달리게 되면 엄마의 면역력이 떨어져 자궁 속 태아의 안전마저 보장하지 못한다.

  엄마의 행복은 태교에서 가장 중요한 요인이다. 부부싸움을 하더라도 복화술로 하라는 말이 있다. 서로의 웃긴 모습을 보면서 웃음으로 끝내라는 말이다.

그러나 복화술도 소리는 나지 않지만, 엄마의 마음은 이미 편하지 않기 때문에 태아가 당연히 눈치챌 것이다. 빨리 웃음으로 화해하고 태아에게 미안하다고 말해주도록 하자.

엄마들이 우울해요. 사랑해 주세요

예비 엄마들은 마냥 기쁘기만 한 걸까. 대부분 벅찬 감동과 행복을 느끼지만 다른 한편으로 우울증을 느끼는 임신부도 많다.

왜 우울증이 찾아올까. 기본적으로 임신하면 먹고 싶은 것도 마음껏 먹지 못하고, 하고 싶은 것도 마음껏 할 수 없다. 또 몸매가 망가지면서 자존감도 떨어지고 남편의 관심이 줄어들까 걱정도 된다. 출산에 대한 두려움과 육아에 대한 걱정이 밀려오고, 시댁과의 갈등과 남편의 무관심, 경제적 악화 등이 겹쳐지면서 결혼한 것을 후회하게도 된다. 직장 예비 엄마들은 여기에 더해 직장 상사와 동료의 눈치를 봐야 한다거나, 출산 후의 휴직이라든가 퇴직 등이 예상되면서 자아 정체성의 혼란마저 가중된다.

아예 임신 자체를 기뻐하지 않는 엄마도 있다. 자유를 즐기며 살고 싶었는데 불현듯 찾아온 아기가 인생을 망가뜨렸다고 생각하는 엄마다. 이는 태아에게 죄를 짓는 행위다. 그래서 계획 임신이 필요한 것이다.

호르몬의 변화 등으로 임신 중에는 별것 아닌 일에도 감정 조절이 안 돼 우울해 하거나 신경질을 내는 등 예민하게 반응할 수 있다. 그럼에도 엄마이기 때문에 음악을 듣거나 산책을 하는 등 기분을 풀고 감정 조절을 잘하도록 노력해야 한다. 또한, 여전히 어른아이 같은 미성숙 어른에서 벗어나 어떤 일이 닥쳐도 의연하게 맞이할 수 있는 어른스러움을 갖추는 자세도 필요하다.

아내가 힘들어할 때 남편들이 한결같이 잘 받아주면 좋겠는데 같이 화를 낸다거나, 어떤 때는 잘 받아주다가도 어느 날은 180도 돌변을 하는 등 예측 불허의 상황이 되기도 한다. 아내는 무조건 섭섭해하지만 말고, 남편도 바깥에서 힘이 들어서 본의 아니게 화냈다고 이해하는 넉넉한 마음을 가질 필요가 있다.

부부간의 이해와 사랑이 무엇보다 중요한 때다. 임신 계획을 세울 때 예비 부모로서 해서는 안 될 일, 꼭 해야 할 일 등을 정해두자. 하루에 한 번씩 사랑한다는 문자도 보내고, 남편은 아내를 위해 무얼 할 수 있을까 즐거운 고민도 해보자.

그리고 서로 이해와 사랑으로 '임신 기간을 더욱 더 아름답게 보내기'로 약속을 하고 크게 써서 붙여놓자.

아빠도 우울해요. 사랑해주세요.

남편들은 강하기만 한 것일까. 예비 아빠들도 불안하기는 엄마랑 마찬가지다. 아빠들도 처음 아빠가 되는 것이니만큼 기쁘면서도 한편으로는 "내가 잘 할 수 있을까"하는 걱정이 앞선다. 쿠바드 증후군을 겪는 남편들도 있다. 아내가 입덧하는 것처럼 메스꺼워하거나, 구토증세, 혹은 식욕 상실 증세를 보이는 것을 말한다.

남편들은 아내가 임신한 후로 일상생활에 제약도 따르고 결혼생활도 불편해지며 아내의 관심도 줄어든 것 같은 느낌이 들면서 마음이 편치 않다. "드디어 내게도 올 것이 왔구나!"하는 두려운 마음이 들기도 한다. 아빠들 가운데는 아예 집에 들어오고 싶어 하지 않는 경우도 생긴다. 가장으로서 아이를 잘 키워낸다는 게 어디 쉬운 일인가. 무거운 책임감이 생기는데 집에 오면 아내가 우울해 하거나 불안해하니 도통 마음의 갈피를 잡을 수 없다.

이때 아내들이여, 지혜를 발휘하자. 괜히 남편 때문에 더 우울해 한다거나 결혼 괜히 했다고 후회하지 말고 남편에게 아이를 혼자 키우는 게 아니니 걱정하지 말라고 따뜻하게 위로하자. 남편과 재밌는 태교도 하고, 여행도 다니고, 맛있는 음식도 만들어 먹으면서 서로에게 힘이 되어 주자. 숲으로의 여행은 남편과 아내의 우울증을 감소시키는 데 도움이 된다. 엄마 아빠가 강인하고 행복해야 아기가 건강하고 행복하다는 사실을 잊지 말자.

좋은 것만 주고 싶은 엄마

태교에 대한 수많은 정의가 있다. 인간 최초의 교육이라든가 엄마 마음대로 할 수 있는 교육, 돈 안 드는 교육 등 붙이기 나름이라는 생각이 든다. 그러나 "좋은 것을 해주고, 해로운 것으로부터 보호하는 것"이 태교의 본질이 아닐까 싶다.

"좋아! 나는 뱃속의 우리 아기를 위해 좋은 것은 다 해주겠어!" 그러나 엄마의 컨디션이 늘 좋은 것만은 아니다. 전혀 예상 밖의 일이 엄마의 몸에서 벌어질 수 있다. 만일 임신소양증처럼 뜻밖의 불청객이 찾아와 도무지 태교하기 어려운 상황에 놓이게 되면 어떻게 하겠는가. 이렇게 심각한 상황이 벌어지면 엄마는 몸도 힘들고 태아에게 미안한 마음도 들어 임신 기간을 괴롭게 보내게 된다.

그러나 한시라도 빨리 이런 상황을 극복해 내는 것이 엄마의 지혜다. 물리적 치료는 물론 불안 초조에서 신속히 벗어나도록 노력하자. 마음의 고통, 스트레스는 태아에게 최대의 적이기 때문이다. 당장에 좋은 것은 못해줄망정 일단 해로운 것으로부터 보호해야 하지 않겠는가.

대체로 이렇게 고통을 겪은 엄마들은 제대로 못해준 부분을 만회하기 위해서 훗날 더욱더 최선을 다하게 된다. 출생 후에라도 좋은 음악과 좋은 이야기를 지속해서 들려주며 정성껏 돌보게 되면 태교 기간에 못해준 것을 아기가 따라잡을 수 있다.

엄마도, 아빠도 처음엔 아기 같다

첫아기를 잉태한 엄마는 무얼 어떻게 해야 할지 아무것도 모르는 아기와도 같다. 미지의 세계이기 때문에 매사 모르고 서툴다. 모르면 친정엄마한테 전화 걸어서 물어본다. 친정엄마로부터 언제나 벗어날까 한숨도 나오지만 지내다 보면 어느 틈엔가 스스로 하고 있음을 발견한다. 드디어 본인이 아는 게 더 많아져 역전하는 날이 오고야 만다.

좋지 않은 것으로부터 보호하고, 좋은 것을 해주라고 듣긴 했는데 일상의 수많은 케이스 중에서 무얼 얼마만큼 조심해야 할지 감이 오지 않는다. 그래서 생각과는 달리 실수하는 경우도 생긴다. 후에 그렇게 쉬운 이치를 왜 몰랐을까 자책하기도 한다. 그러나 누구든지 처음 하는 것은 모르고 서툴고 실수도 하게 마련이다. 하다 보면 아는 것도 늘고, 조심성도 생기면서 능숙해진다.

아빠도 처음 아빠가 되는 것이기 때문에 엄마랑 마찬가지다. 엄마 아빠가 서로 조심조심 맞춰 나가다 보면 10개월 만에 어느새 노련한 엄마 아빠로 성장해 있다.

태아와 이심전심

태아는 엄마가 조금만 꿈쩍 해도 온갖 신호를 다 받아들이고 배우고 기억하느라 바쁘다. 그런데 엄마는 태아가 보내는 신호를 이해하기는 커녕 신호를 보내는지조차 모른다. 자그마한 태아의 마음을 도무지 알 길이 없다. 아니, 애초부터 안다는 것이 말도 안 된다고 생각한다. 그러니 아예 관심도 없다.

엄마와 태아 사이의 커뮤니케이션은 쌍방향이 될 수 없는 걸까. 엄마 마음이 내키는 대로 일방통행식이어야 할까. 태아가 무얼 원하는지, 무얼 싫어하는지도 모른 채 일방적으로 신호를 보내는 엄마는 태아가 좋아하는지 괴로워하는지도 모르면서 혼자 흐뭇해한다.

이제부터 그러지 말자. 오늘 이 순간부터 태아에게 집중을 해보는 것이다. 태아의 마음을 조금이라도 느낄 수 있을지 누가 아는가.

남들과도 마음이 서로 통할 수 있어서 이심전심이라는 말이 있다. 그런데 탯줄로 연결돼 한 몸인 태아의 마음을 눈치조차 채지 못한다는 것은 말도 안 된다.

온 마음을 집중하면 태아의 작은 몸짓이 무엇을 의미하는지 이해할 수 있을 것이다. 눈을 감고 깊게 호흡을 한 후 편안한 상태에서 조용히 아기를 불러보자. 저절로 서로의 마음을 읽을 수 있게 되는 날이 오지 않겠는가. 아기와 마음을 주고받으면서 멋진 열 달 태교와 멋진 자연 출산을 하도록 해보자. 설혹 쌍방향 소통에 실패했다 하더라도 노력 자체만으로도 엄마와 아기의 친밀감이 높아지고 서로의 신뢰가 산처럼 쌓일 것이다.

아기가 태어나면 다시 초자 부모

　아기가 태어나면 초자 부모로 돌아간다. 임신 10개월이 돼 가면서 어느 정도 부모의 틀이 잡혀가고, 마치 이제는 뭔가를 다 아는 듯한 노련미마저 풍기다가 탯줄이 떨어지는 순간 엄마 아빠는 다시 초보 부모로 돌아간다. 젖 달라면 기저귀 보고, 기저귀 봐달라면 젖 주는 등 헤매고 허둥대느라 바쁘다. 생의 전환 단계마다 늘 새로움으로 맞이하는 생명 현상.
　그러나 우왕좌왕하는 시간도 잠시 잠깐이다. 금세 도사들이 돼 아기의 표정만 보고도 아기가 무얼 원하는 지 척척 알아맞히게 된다. 아기가 고개를 가누고 뒤집고 앉고 서고 걷는 모습을 보면서 이런 것이 바로 행복이로구나, 우리 부모도 이러했겠구나 하고 깨닫게 된다.

아빠들은 쑥스러워요

　"우리 아빠는 태담은커녕 동화책을 읽어 달래도 태어난 후에나 읽어주겠다고 하네요. 다른 아빠들은 다 잘 해주는 것 같은데 우리 아빠는 무심해요."

태교 교실에 나오는 임신부들 가운데는 아빠가 비협조적이어서 속상해하는 엄마도 있고, 너무 협조적이어서 행복해하는 엄마들도 있다.

대체로 아빠들은 직접 임신한 것도 아니고, 아기가 눈앞에 있는 것도 아니므로 동화책 읽어 달라, 태담해달라는 말에 어색해하고 주저한다. 그나마 "아빠 다녀올게" "아빠 다녀왔어" 두 마디 정도는 무난하게 잘 들 한다.

사랑하는 아기를 위해 태담이 어려우면 처음에는 동화책을 읽어주자. 책 읽는 거야 쉽지 않은가. 아내한테 읽어준다고 생각하고 시작하다보면 태담도 자연스러워진다. 차츰 익숙해지면 의성어도 흉내 내면서 좀 더 그럴싸하게 표현할 수 있다.

이런 공을 들여야 아기가 태어나서 아빠 목소리를 기억한다. 더욱이 아빠의 저음을 태아가 잘 들으니 아빠들은 부지런히 사랑의 대화를 시도하자. 무엇보다 태아 뇌 발달의 90%가 소리를 통해서라고 한다. 아빠의 역할이 막중하지 않은가.

태어난 후에도 아빠가 놀아주는 아이들은 언어발달이나 사회성 발달이 높은 것으로 연구돼 있다. 아빠들은 태어난 후에 데리고 놀 것에 대비해서 이때 미리 연습하는 것으로 생각하고 정성껏 시도하자. 충분한 연습이 돼 있으면 실전에서 풍부한 노하우를 발휘할 수 있다.

텔레비전에서 아빠들이 자녀를 돌보는 프로그램을 가끔 보는데 어떤 아빠들은 아주 지혜롭게 아이들을 돌본다. 아이들을 잘 데리고 노는 아빠들은 일단 쑥스러워하지 않고 적극적이다. 이런 자녀들은 지혜를 깨우치는 모습이 확연하게 눈에 들어온다. 쑥스러워하면서 소극적인 아빠들은 아이를 서툴게 대하고 아이의 발달도 늦어지는 것을 볼 수 있다. 자식은 엄마만의 자식이 아니라 엄마 아빠의 자식임을 늘 잊지 말아야 한다.

남편들이여 석삼년 참듯 열 달만 참자

임신한 아내를 위해 남편들이 좀 더 너그러웠으면 좋겠다. 아내가 힘이 들까 봐 청소도 하고 세탁기도 돌리고 할 것은 다 하면서도 가끔씩 욱하는 마음을 억누르지 못해 아내의 마음에 상처를 주는 남편들이 있다. 그런데 잘 살펴보면 갈등 요인은 별것 아닌 때가 참 많다.

한 임신부는 에누리해 판매하는 아기용품을 사기 위해 주말에 남편하고 집을 나섰다. 집 앞에도 쇼핑센터가 있긴 하지만 좀 멀더라도 드라이브 겸 괜찮다고 생각했다. 남편은 차가 밀리자 은근 화가 났다. 마침 "차가 많이 밀리네"라는 아내의 혼잣말에 남편은 기다렸다는 듯 폭

발했다. 남편 입장에서는 자초지종도 모른 채 집 앞 쇼핑센터를 놔두고 굳이 차가 밀리는 먼 곳까지 왔으니 화낼 법하다. 아내는 "왜 멀리 가냐"고 물어보지 않은 남편도 문제 아니냐며 서운해했다. 남편이나 아내나 왜 그랬을까. 차만 안 밀렸으면 분명 해피엔딩이었을 상황. 우리는 살면서 이렇게 허탈한 순간이 많다.

어쨌든 임신 기간 만큼은 아내의 실수를 귀여운 애교로 봐주면 좋을 것 같다. 남편 출근 후 혼자서 얼마나 서럽겠는가. 예전에 친정엄마들은 딸을 시집보내면서 말하고 싶어도 말하지 말고 3년, 들어도 못들은 척 3년, 보고도 못 본 척 3년, 석삼년을 참으라고 했다. 열 달 동안 남편은 아내의 실수를 보고도 못 본 척, 못 들은 척, 지적하고 싶어도 꾹 참고 보냈으면 좋겠다.

남편도 스트레스가 이만저만 아닐 터이니 나름대로 스트레스를 풀 수 있는 방법을 준비해두자. 열 달이 긴 것 같지만 금세 간다.

아빠가 작사 작곡한 태교 동요

아빠가 기타를 치면서 아내와 태아를 위해 스스로 만든 노래를 불러주는 행복한 장면을 본 적이 있다.

"이젠 노래까지 지어서 불러주라고요?"라고 펄쩍 뛸 것이 아니라 한번 시도해보면 어떨까. 긴 노래가 어려우면 짤막한 태교 동요를 작사 작곡해서 불러보는 것도 좋겠다.

물론 전혀 실력이 안 되면 어쩔 수 없다. 그러나 짧고 귀여운 노래는 마음만 먹으면 얼마든지 만들 수 있다고 생각한다. 악기를 다루지 못하더라도 그냥 흥얼흥얼하면서 노래를 만들 수도 있다.

태교창작동요를 들어봤다. 정말 고운 목소리의 어린이들이 아름다운 태교 노랫말을 연주하는데 감동적이다.

아내와 함께 창작해보는 것도 좋다. 뱃속에 찾아온 고운 아기에게 선사할 작은 노래 선물. 이왕이면 엄마와 아빠가 함께 노래를 불러주면 더 좋을 것 같다. 만일 큰 아이가 있으면 큰 아이의 입장에서 동생을 맞이하는 기쁨을 노랫말로 표현하고, 엄마와 아빠와 아이가 다 함께 가족 노래를 불러 보자. 행복한 광경이 떠오르지 않는가. 정 어려우면 기존 동요 가사를 개사해서 부르는 것도 재미있을 것 같다.

엄마란 절제하는 것

　엄마가 된다는 것은 절제하는 것이다. 맛있다고 예전에 먹던 햄버거나 피자를 마음껏 먹어서는 안 된다. 피곤하다고 늘어져서 잠만 자서도 안 된다. 락 음악을 좋아한다고 락 페스티벌장에 가서 삭신이 쑤시도록 열광해서도 안 된다. 게임을 좋아한다고 오랫동안 한 자세로 앉아서 게임에만 몰입해서도 안 된다. 공포영화를 좋아한다고 영화관을 찾아가 스릴러물만 골라봐서도 안 된다. 다이어트를 한다고 끼니를 밥 먹듯 걸러도 안 된다.

　엄마 혼자라면 엄마가 무얼 어떻게 하든 무슨 상관이겠는가. 그러나 배 속에 아기가 있으므로 엄마는 가릴 것은 가리고 피할 것은 피해야 한다. 그래야 진정 성숙한 엄마다. 엄마는 시간이 지나면서 계속 자라야 한다. 엄마도 처음에는 아기처럼 아무것도 모르는 게 당연할지 모른다. 그러나 모성이 자라나는 속도는 신속해야 한다. 임신하고서도 여전히 학창시절의 나, 임신 전의 홀몸인 것처럼 어리게 생각하고 행동해서는 안 된다. 고귀한 생명을 보호하고 있는 당신은 이제 위대한 어머니다.

첫번째 아기니까 GO, 이 정도는 GO

 킨텍스나 코엑스 등에서 열리는 육아용품 박람회장을 배가 불룩한 엄마들이 힘든 줄도 모르고 걷고 또 걷는다. 몇 번씩 다녀오는 경우도 있다. 입에서는 힘들다는 소리가 연신 나오지만 한 바퀴 돌면서 배냇저고리도 사고, 양말도 사고, 체온계도 사는 기쁨이 너무도 크다.
 "이런 것은 사지 말랬는데…" 머릿속에는 먼저 출산한 친구의 충고가 맴돌지만 "그래도 처음 엄마 되는 건데, 둘 낳을 것도 아닌데 안사면 섭섭하지"하면서 굳이 안사도될 물건도 집어든다.
 살 때 이미 후회가 밀려올 것을 예상하면서도 당장에는 무조건 "고우!"를 외치는 예비 엄마들.
 한술 더 떠서 시어머니까지 박람회장에 따라가고 싶어 한다. 이성을 가지고 말려야 할 할머니가 자신도 한 명밖에 태어나지 않을 손주를 위해 그간 모아놨던 용돈을 아낌없이 쓰고 싶어 한다. "알았어요! 어머니! 지금 당장 필요한 용품은 아니지만, 아기 카시트를 사주세요. 태우고서 어머니 댁에 가게요." 알뜰살뜰한 며느리는 이때를 놓치지 않고 유명 해외 브랜드 제품을 요구한다. 좋은 제품들은 이미 엄마들 사이에 소문이 나있다.

온 가족이 모두 아기를 위해 아무리 비싸도 고우, 별로 사용하지 않는다는 소리를 들었어도 일단은 고우다. "엄마의 마음이 다 그런 거지 뭐! 할머니의 마음이 다 그런 거지 뭐!" 하면서 말이다. 아이를 위한 것이라면 뭐든 최고, 최고를 외친다.

그런데 실속파들은 그 돈을 모았다가 아이가 어느 정도 크면 필요한 것을 해주겠다고 한다. 아이가 성장하면서 돈 쓸 일이 한두 개인가. 해줘야 할 것도 많고, 해주고 싶은 것도 많고, 아이가 하고 싶어 하는 것도 많다. 우리 엄마들은 어린 엄마, 예쁜 엄마에서 실전에 강한 엄마, 아이의 버팀목이 돼 줄 강인한 엄마, 지혜로운 엄마가 되는 방법을 미리미리 연구해야 한다.

중고용품

한 임신부가 아기 낳으면 여행 간다고 아기용 침대를 중고로 샀다고 했다. '여행을 위한 중고'라는 말에 어리둥절 하는 분위기가 감돌자 말을 꺼낸 임신부가 머쓱해 했다. "잠시 사용하는 데 굳이 새것을 살 필요가 있겠냐"고 재빨리 편을 들었더니 중고를 사느니 임대를 하는 게 낫다는 이야기들이 나온다. 아기 침대는 얼마간 쓰다가 치워야 하기 때문이다.

요새 경기불황으로 아기용품 시장에 중고 및 임대 바람이 부는 추세라고 한다. 실용적인 자세로 전환되는 경향이어서 반갑다. 아이를 키우려면 돈 들어갈 일이 많을 텐데 하루가 다르게 자라는 아이를 위해 최고의 것만 고집할 필요는 없다고 본다. 물론 좋은 것을 사주고 싶어 하는 부모 마음을 모르는 것이 아니다. 또 돈이 많으면 얼마든지 해줄 수도 있다고 생각한다. 그러나 순전히 분위기 때문이라면 분위기는 타지 말기를 바란다. 분위기에 휩쓸려 괜한 과소비를 한 후 후회하지 말았으면 해서다.

꽤 탄탄한 직장에 다니고 있는 똑순이 예비 엄마가 알뜰살뜰 아기 용품을 준비하는 과정을 이야기하자 모임의 분위기가 실속으로 전환됐다. 똑순이 엄마는 위생이나 안전상 새것으로 장만해야 할 것은 새것을 샀다고 했다. 구매할 때는 꼼꼼하게 시장조사를 해서 품질도 좋고 가격도 합리적인 선에서 장만한 것은 물론이다. 그러나 물려받아도 좋은 것은 친구나 친척에게 물려받아 사용하기로 했다.

부모가 너무 인색한 것 아닌가, 나중에 후회하는 것은 아닌가 주저하지 말자. 조선의 명군주로 유명한 정조대왕은 왕자에게 입힐 배냇저고리를 남들이 입던 옷을 활용하여 만들 것을 명했다. 새 헝겊이 아기 피부에 좋지 않은 것을 염려한 측면도 있었겠고, 장수를 했거나 학식이 높은 어른의 좋은 기운을 이어받고자 하는 뜻도 작용했을 것이다. 그러나 이 모든 것은 검소한 마음이 없으면 불가능하다. 동생을 한 명 더 낳아서 물려줄 것도 아니면서 잠시 잠깐 사용할 물건에 아낌없이 투자하려고 계획했거든 다시 한번 심사숙고하기를 바란다.

시부모여, 며느리를 사랑하자

시대가 바뀌어서 멋쟁이 시어머니들이 많아졌다. 그러나 번듯한 외모에 가려진 구태가 꽤 있는 모양이다. 사람은 겪어봐야 안다는 옛말이 여전히 명언이다. 특히 임신한 며느리를 섭섭하게 하거나 힘들게 하는 시어머니들이 있다는 사실에 놀라움을 금할 수 없다. 아들 며느리는 뱃속의 태아가 잘못될세라 조심조심하는데, 시어머니는 태중의 손주가 어떻게 되든지 말든지 자신의 감정 채우기에 바쁘다.

혼수를 적게 해왔다는 이유로 큰며느리, 작은 며느리를 구분해서 편애하는 시어머니들의 구태가 여전하다. 혼수를 제대로 못해온 임신한 며느리에게 가족이 먹고 난 수십인 분의 설거지를 혼자 하라고 시키는 무지막지한 시어머니. 막달로 치닫는 며느리 혼자 시어머니 생일상을 차려도 만류하기는커녕 당연하게 생각하고 고맙단 인사 한마디 안 하는 시어머니도 있다.

　나도 시어머니가 될 사람이지만 시대가 바뀌어도 변하지 않는 몰상식이 답답하기만 하다. 어린 며느리들은 시부모들이 버릇없다고 생각할까봐, 혹은 집안에 분란이 일어날까 봐 참고 지낸다고 한다.

　요령껏 임신한 아내 편을 들어줘야 하는 남편들은 중립을 지킨다는 미명하에 모르쇠로 처신하고 있어 더 답답하다. 며느리의 가슴에, 아내의 가슴에 우울한 멍이 든다는 사실을 알아야 한다. 그 멍이 뱃속에 있는 태아를 병들게 한다는 사실을 알아야 한다.

　사람은 누구나 남을 괴롭힐 권리가 없다. 그런데도 여전히 남의 집 귀한 자식 데려다가 박대하는 구태가 사라지지 않고 있으니 마음이 씁쓸하다.

태교 공부 대신해주는 친정엄마

　태교 교실을 하다 보면 첫날 시어머니와 며느리가 나란히 앉아서 수업을 듣는 장면을 대할 수 있다. 시어머니가 며느리 손을 붙잡고 온 것이다. 친정엄마와 딸 사이같이 다정하다. 수업 중에 자신이 좋아하는 음식을 만들어오겠다는 시어머니의 전화 연락을 받고 자랑하는 임신부도 있다.

친정엄마가 바쁜 딸을 대신해서 참석하기도 한다. 한문 강사를 하고 있는 친정엄마였는데 자신의 딸과 외손주를 위해서 기꺼이 강의를 반납하고 태교 수업에 참여했다. 친정엄마는 수업한 내용을 딸한테 가서 이야기해주고, 태어날 손주를 위해 정성스레 만든 아기용품을 전해주는 기쁨이 크다고 했다. 모든 시어머니와 친정어머니가 이들과 같으면 얼마나 좋을까 생각해본다.

텔레비전 프로그램에서 90살이 넘은 시어머니가 70살에 접어드는 며느리를 딸처럼 여기면서 한집에서 사는 모습을 방영했다. 친정이 가난했던 며느리가 처음 시집와서 고기를 먹고 싶어 하자 고기를 볶아서 실컷 먹게 해준 시어머니였다. 그 시어머니는 자신이 세상을 떠나면 다리가 아픈 며느리를 누가 돌봐 주냐며 눈물을 흘렸다. 친정엄마라고 해서 이같을 수 있을까 싶을 정도로 사랑이 깊었다. 모두가 이렇게 아름답게 살아갈 수 있다. 마음먹기에 달렸다.

부모들이 임신한 딸과 며느리한테 잘 해주면 태어날 손자 손녀들이 할머니 할아버지를 공경하는 효성 지극한 성품을 갖게 된다는 사실을 알아야 한다. 딸과 며느리가 부모들을 공경하는 것을 뱃속의 태아가 열 달 동안 배웠기 때문이다. 미움의 싹이 자라지 않도록 잘 처신하자. 자업자득이라는 말이 괜히 있는 게 아니다.

미혼모들의 태아 사랑

　미혼모들을 대상으로 태교 프로그램을 하다 보면 이들의 아픔을 느낄 수 있다. 아기 아빠와 행복을 나눌 수 없는 데다, 친정 부모들로부터도 뚝 떨어져서 죄인처럼 비밀리에 임신과 출산을 치르는 속앓이를 하고 있기 때문이다. 그나마 미혼모 시설에 종사하는 분들이 마치 친정 식구처럼 마음을 어루만져주고 있어 다행이다 싶다.

　그러나 교육 시간만큼은 한 치의 양보 없이 경쟁하듯 열심히 한다. 직접 키울지, 입양을 보낼지 잘은 모르지만, 아기에게 속죄라도 하는 듯 최선을 다해서 태교에 임한다.

　태교 교실을 진행할 때 딸 같은 미혼모들의 마음을 다독여주기 위해 노력한다. 특히 프로그램에 잘 응해서 칭찬을 해주면 평생 받을 칭찬을 다 받는 것 같다며 정말 좋아한다. 지금까지 칭찬 한번 제대로 받아 보지 못했구나 하는 안타까운 마음이 들 때가 있다.

　출산 후에는 서로 아기를 보여주고 싶어서 난리다. 아기들이 정말 예쁘다.

　"선생님 저 아빠랑 합치기로 했어요. 잘 키우고 싶어요." 남자 친구와 이야기가 잘 돼 아기를 함께 키우기로 했다는 미혼모는 정말 행복한 얼굴이었다. 바로 옆에 앉아 부러운 듯 바라보는 친구에게는 한없이 안쓰러운 마음이 들기도 했다.

"저도 빨리 아기를 낳고 싶어요. 얼굴이 보고 싶어요. 얼마나 보고 싶은지 몰라요."

어쩔 수 없이 아기를 입양시키는 경우도 있고, 엄마 혼자 키우는 경우도 있고, 아빠랑 합쳐서 아기를 키우는 경우도 간혹 있지만, 한 가지 분명한 것은 엄마들의 마음은 한결같다는 사실이다.

한시바삐 미혼모에 대한 사회적 편견이 불식돼 가족들의 축복 속에 행복한 출산을 했으면 좋겠다. 또 아기를 직접 키울 수 있는 자립 지원책이 탄탄히 마련돼 입양아가 없는 세상이 됐으면 한다.

임신부들의 건전한 커뮤니티

요즘 아파트에 사는 임신부들이 친구가 많을 리 없다. 이사온 지 얼마 안 된 경우는 더 쓸쓸하다. 온종일 남편 올 때만 기다리고 있다가 남편마저 늦게 퇴근하면 울고 만다. 태교 교실에 나와서 남편이 늦게 와서 울었다고 고백하는 임신부도 있다. 일주일에 한 번씩 열리는 태교 교실은 이들에게 건전한 커뮤니티 형성의 장이다. 태중의 아기들이 이어준 엄마들의 끈끈한 우정. 임신 출산 정보를 나누고 일주일 동안 묵혀뒀던 유쾌한 수다를 떨다보면 표정들이 밝아진다.

"혼자 집에 있으면 심심하고 우울한데 너무 좋죠."

태교교실이 끝나면 "오늘 점심은 어디서 뭘 먹을까"하면서 신나게들 어울려 나간다. 외식보다는 집에서 정성껏 만들어 먹는 게 좋다고 만류할 수 있는 처지가 못 된다. 일주일에 한 번씩 모여 바깥바람을 쏘이고 서로 모르는 것을 묻기도 하면서, 다양한 정보도 교류하는 임신부들의 밝은 얼굴만큼이나 태아도 즐거워할 것이 분명하기 때문이다.

이들 중에는 같은 산부인과를 다니는 임신부들도 많은데, 한 임신부는 병원에 갈 때마다 먼저 태어난 동기의 아기를 보러 병원 부속 조리원에 들른다고 한다. "내 아기도 아닌데 날마다 가면 이상하게 생각할까봐 매일은 못가지만 자주 가요. 아기가 너무 예뻐서 자꾸만 보고 싶어요." 자신도 두 달 후면 아기를 낳을 엄마인데도 그 동기의 아기가 너무 예쁘다고 난리다.

산후조리원 동기 모임 등 엄마들의 모임이 형성되고, 자연히 아기들의 모임도 형성되는 분위기여서 좋다. 대부분 하나만 낳아 외롭게 자라날 아기들이 친구가 생기니 얼마나 반가운 일인가.

그런데 어떤 엄마는 아이에게 강남 친구를 만들어주겠다며 무리해서

강남에 있는 산후 조리원을 택한 경우도 있던 모양이다. 그 엄마는 아이 모임과 엄마 모임을 이어나가기 위해 등골이 휘어지는 경제적 압박을 받아야 했다고 한다.

요가 교실, 태교 교실, 문화센터 동기들을 경험해 보면 적어도 나보다 나은 야무진 동기생들임을 알 수 있다. 동네를 믿고 가까이에서 편안하고 활기찬 에너지를 듬뿍 나누길 바란다. 자녀들까지 이어지는 멋진 우정을 쌓아가기를 바란다.

임신부의 버킷리스트

임신 7개월부터 휴직을 하고 태교에만 전념하던 한 임신부가 있다. 출산 예정일을 불과 열흘 앞두고서 한 친구로부터 아기를 낳기 전에 하고 싶은 것을 다 해보라는 충고를 듣게 됐다.

"배가 불러 힘은 좀 들지만 그래도 홀가분하게 다니고, 먹고 싶은 것 다 먹을 수 있는 지금이 좋은 때야. 열흘 동안 하고 싶은 것 해봐."

생각을 해보니 하고 싶은 것도 꽤 있었는데 태교를 한다는 이유로, 몸이 무겁다는 이유로 모든 것을 포기하다시피 했던 것 같다. 출산을 하면 수유 때문에라도 먹고 싶은 것을 마음껏 먹을 수 없을 것 같아서 꼭 하고 싶은 것 가운데 몇 가지만이라도 실천해보기로 했다.

일단 주말에 남편과 함께 영화관을 찾았다. 그리고 먹고 싶던 삼겹살집도 찾아가 맛있게 먹었다. 너무 좋았다. 그러나 꼭 하고 싶었던 한 가지는 실천하지 못하고 출산을 맞았다. 유명한 모 샌드위치 가게에 가서 샌드위치를 사 먹는 것이었는데 거리가 너무 멀어서 무리였던 것이다. 대신 그녀는 태교 교실 동기생들과 함께 즐거운 외식을 하면서 출산을 대기했다.

"임신부 버킷리스트를 작성해보면 어떨까."

"나는 피자 먹고 싶어." "나는 커피 마시고 싶어."

서로 말도 안 되는 이야기들을 하면서 한바탕 웃기도 했다.

태아를 중심으로 하루하루를 살다 보면 기분전환이 필요한 순간이 있다. 임신 중기에 접어든 한 임신부는 경치 좋은 곳으로 잠시 여행을 다녀와야겠다고 말했고, 또 다른 임신부는 분위기 좋고 음식도 훌륭한 맛집을 선정해서 남편과 함께 데이트를 해보겠다고 했다.

평생의 버킷리스트 말고도 이렇게 어떤 특정한 때에 자신이 꼭 하고 싶은 것을 생각해보고 실천하는 것도 평범한 일상에 활력을 주는 좋은 방법이 아닐까 생각한다.

매일매일 태아와 이야기해요
Talk to the unborn baby

CHAPTER 2
너무너무 소중한 새생명 신비

태아의 100% 흡수율

  태아의 뇌세포는 1분에 50만 개씩 형성돼 임신 4~5개월 정도면 1000억 개에 이른다. 뇌세포들의 접합부위인 시냅스는 1초에 1800만 개씩 형성돼 태중 8개월 무렵이면 최고치에 이르고 생후 1년이면 1000조 개가 된다.

  놀라운 뇌의 형성 과정이 아닌가. 하늘의 은하수와도 같은 무수한 뇌세포와 시냅스가 내 아이의 무한 창의력을 이끌게 된다.

  이 같은 뇌의 조화로운 발달은 부모가 해로운 것으로부터 얼마나 태아를 보호하느냐, 얼마나 양질의 자극을 주느냐에 따라 결정된다. 뇌세포가 원활히 잘 생성될 수 있도록 술 담배 스트레스 등에 조심해야 하며, 청각, 시각, 촉각, 미각, 후각 등 5감의 자극을 적절하게 제공해서 아기의 시냅스가 잘 형성되도록 도와야 한다.

생명의 이치는 세상을 살아가는 이치와 하나도 다를 게 없어 보인다. 새것일 때는 성능이 좋고, 헌 것은 성능이 떨어지는 것처럼, 뇌 역시 마찬가지다. 이제 막 형성되는 태아의 뇌세포는 건강하고 세포 수도 많다.

태아는 천재라는 말이 맞다. 이 순간 엄마 아빠보다 훨씬 뛰어난 뇌를 가졌다. 그런데 이런 천재 아이에게 엄마가 스트레스를 받아가면서 조기 수학 공부를 시킨다고 수학 정석을 끌어안고 끙끙거리고 있다. 오히려 스트레스로 인해 태아의 왕성한 두뇌발달을 저해하는 역효과를 내는 것은 아닌지 생각해볼 일이다. 굳이 하고자 한다면 쉬운 산수, 물건 세기 놀이, 계단 세기 놀이 등 가볍고 즐거운 수학에 도전해 보면 어떨까.

생후에도 시냅스는 폭발적으로 증가하니 엄마들은 정신을 바짝 차려야 한다. 재능 체감의 법칙이 작용해서 신생아에 가까울수록 습득하는 능력이 뛰어나다. 출생과 함께 태교 끝이 아님을 명심해야 한다.

3단계 태교

 태교는 임신 기간만 하는 게 아니라 임신 전과 후까지 포함해서 모두 3단계 태교를 하는 게 바람직하다. 임신을 하고 나서 태교를 시작해도 늦은 것은 아니다. 그러나 음주, 부부싸움, 질병, 경제적 여건처럼 미연에 방지할 수 있는 것들에 구멍이 뚫리는 어처구니없는 일이 없도록 하기 위해서 미리미리 점검하고 준비하는 계획 단계가 필요하다.

 100% 완벽하게 준비하고 임신을 맞기가 쉽지 않지만, 돌발 상황만큼은 막아야 하는 게 아닌가.

 기본적으로 몸과 마음의 건강을 위한 노력은 반드시 필요하다. 병이 있으면 미리미리 치료하고 좋은 생각을 하고 좋은 음악을 들으면서 부모 될 준비에 들어가자. 이렇게 기분 좋은 나날을 보내게 되면 부부 자신들의 삶을 위해서도 얼마나 멋지고 행복한가.

 출산 후에도 태교가 끝났다고 생각하지 말고 태교의 연속이라고 생각하고 최소 생후 1년 동안 지속해서 아기에게 음악을 들려주거나 동화책을 읽어주는 등 태교하는 마음으로 보살펴주자. 가능하면 세 살까지 적극적으로 돌봐주자. 옛 말에도 있듯이 세 살 버릇 여든 간다는 이야기가 괜한 말이 아님을 알 수 있다.

태교 전 단계

남성의 정자가 3개월 전에 만들어진다는 백만 인의 상식 덕분에 3개월 전부터 술과 담배를 끊고 운동을 하거나 영양소를 챙겨 먹는 예비 아빠들이 많다. 그러나 3개월 전에는 이미 술과 담배의 찌든 독이 없는 상태가 돼 있어야 하므로 그보다 6개월 전 정도에 술 담배를 끊어 독을 빼낸 상태라야 더 좋다. 그래서 산부인과 의사는 총 10개월을 잡아야 한다고 이야기 한다.

그러나 최소 3개월 만이라도 노력을 기울일 수 있으면 그것만이라도 다행이라고 생각한다. 술 문화가 팽배한 우리 사회에서 10개월을 금주한다는 게 사실상 불가능하기 때문이다. 우리나라처럼 술 소비량이 많은 나라도 없는 것 같다. 특히나 연말이 되면 분위기에 들떠 술 소비량이 더 늘어난다. 가장 바람직한 것은 결혼을 약속한 순간부터 술과 담배를 자제하고 몸만들기에 들어가는 것이다.

여성이 태아를 품고 열 달을 보내는 것처럼 남성도 열 달의 준비 기간을 갖는 것이니 오묘한 이치가 아닐 수 없다.

도공이 도자기를 빚을 때도 목욕재계를 한 후 온 정성을 기울인다. 반도체칩 하나를 만들어도 먼지 한 톨 들어가지 않도록 무균상태를 유지하는 것을 보라.

 그보다 더욱 정교한 인간이 형성되는 과정은 물질의 세계가 아니라 정신의 세계까지 포함하는 신성하고 경건한 영역이다. 태교가 어찌 중요하지 않으며 매사가 조심스럽지 않을 수 있겠는가.

태교 실천기

 힘차게 울리는 심장 박동 소리를 처음 듣던 순간이 기억나는가. 눈물이 왈칵 쏟아지는 벅찬 감동의 바로 이 순간이 엄마가 되는 진정한 첫걸음이 아닐까 싶다.

 임신부교실에서 처음 심장박동 소리를 듣던 날의 느낌을 표현하는 시간을 가져보면 폭죽이 터지는 환희 그 자체다. 한 임신부가 갈치를 표현해 특이했던 적이 있다. 다들 태몽을 표현한 것이냐고 물었더니, 아기를 처음 확인하던 순간 초음파상에 나타난 아기의 등뼈 모습이라고 했다. 마치 갈치 가시와도 같았던 기억이 너무 선명해서 잊을 수 없다며 세밀하게 가시 한줄 한줄을 표현했다. 그렇게 첫 순간의 섬세한 기억은 엄마 뇌리에 또렷하게 각인돼 평생 잊히지 않는다.

눈에 제대로 보이지도 않는 수정란에서 머리가 생겨나고 팔다리와 몸통이 생겨나는 과정을 초음파 사진을 통해 확인해 가면서 부모는 경이와 감사함을 경험하게 된다.

이때부터 본격적인 태교에 들어가게 되는데 태교의 과학적 배경을 알고 있으면 어떤 태교든지 응용할 수 있다. 태아는 청각, 시각, 후각, 미각, 촉각 등 5감의 자극을 통해 뇌를 발달시키고 이를 기억하며, 엄마와 생물학적 정보 외에도 마인드를 공유함으로써 인성을 발달시키게 된다.

또 몇 가지 주의할 상황도 잊어서는 안 된다. 엄마에게는 별것 아닐지도 모를 신체·정신적 충격에도 태아는 엄청난 충격을 받는다는 사실이다. 쉽게 이해하자면 몸무게가 50kg인 엄마가 3개월 된 20g의 태아를 임신하고 있다면 태아에게는 250배의 충격이 가해진다는 사실이다. 이와 함께 기본적으로 엄마는 심한 육체적 노동이나 술 담배 카페인을 삼가고 고른 영양 섭취와 적당한 운동, 조용한 환경, 신선한 산소, 행복한 마음가짐을 가져야 할 것이다.

엄마의 양수 속에서 웃는 태아

 지난날 엄마들은 아기의 얼굴을 상상 속에서나 만나곤 했다. 그러나 요즘은 입체 초음파로 생생한 얼굴을 볼 수 있으므로 아기의 얼굴을 이미 알고 있다는 표현이 옳다. 태어난 아기와 싱크로율이 80% 이상이다.

 아기가 초음파를 통해 생중계되고 있으므로 엄마와 아기의 친밀감은 더욱 높을 수밖에 없다. 엄마들은 태아와 많이 놀아준다. 예전 엄마들은 태아가 태동하면 물끄러미 배를 쳐다보거나 손을 올려 놓아주는 정도였다. 요즘 엄마들은 마치 배 속의 아기가 보이기라도 하듯 배의 이곳저곳을 톡톡 치면서 재밌게 놀아준다. 아기들은 신이 나서 양수 속을 둥둥 떠다니며 엄마가 치는 곳을 자신도 톡톡 치면서 반응을 보인다. 어떤 엄마는 태아가 갈비뼈 부분만 계속 발로 찬다며 아파서 놀아주기 겁난다는 즐거운 엄살을 부리기도 한다.

 이제 엄마들은 자신의 자궁 속 양수까지도 상상한다. 양수 속에 환하게 웃고 있는 아기의 얼굴이 보이고, 환희의 폭죽이 터진다. 거기에는 영양이 가득한 영양소들도 둥둥 떠다닌다.

 이런 모습을 상상할 정도라면 엄마의 기분은 물론이고 양수의 상태와 태아의 상태도 최고가 아닐까 싶다.

출산 후에도 지속하는 태교

  엄마들은 평생 태교를 해야 한다고 이야기한다. 아이의 성장에 맞게 엄마도 성장하면서 엄마와 아이가 지속해서 발전하는 시간을 끊임없이 고민해야 한다는 이야기다.

  태교할 때 그러했듯 아이를 키우면서도 늘 좋은 생각과 좋은 행동, 건강한 음식을 먹으면서 몸과 마음을 잘 가다듬어 자녀한테 좋은 본보기를 보여야 한다. 자녀는 부모를 보고 배운다. 청소년기로 태교가 이어질 때 준비된 태교, 평생태교의 사회적 토대가 형성되리라고 본다.

  그러나 출산만 하면 태교는 끝이라고 생각하는 엄마들이 있다. 출산 후 아기를 타인의 손에 맡기고 엄마는 방관자가 돼버리는 경우다. 나름대로 사정은 있겠지만, 아기의 처지에서 볼 때 탯줄로 연결돼 24시간을 늘 함께 지내던 다정했던 엄마의 등 돌린 태도가 얼마나 서운할 지 생각해봐야 한다. 탯줄이 떨어진 아기는 모든 게 낯설고 불안할 것이다.

  엄마가 부드럽고 따스한 손길로 돌봐줄 때 아기는 엄마 품에서 애착을 느끼며 자신감이 넘치는 아이로 무럭무럭 성장하지 않겠는가. 특히 신생아 시기는 뇌 발달이 여전히 진행 중인 상태로 태교의 연속선상에서 돌봐주어야 한다. 임신 중에 그랬던 것처럼 출생 후에도 다양한 오감의 자극을 주면서 데리고 놀자.

아기를 어르는 전통육아법인 단동십훈은 아기의 인지발달과 운동기능 및 뇌신경의 발달을 돕는다. 또 소근육 발달을 촉진하는 데 적합한 놀이로 널리 알려져 있다. 도리도리 짝짜꿍 곤지곤지 잼잼 불아불아 시상시상 섬마섬마 어비어비 아함아함 질라아비 훨훨의. 요즘 젊은 엄마들한테는 이런 전통 육아법이 낯설게 들릴 수도 있다. 과학적이고 훌륭한 전통 육아의 바통을 이어서 여러분의 자녀세대로 끊임없이 이어 나갈 수 있도록 했으면 좋겠다.

마법의 출산

출산을 두렵다고 생각하기 때문에 제왕절개 유혹에 쉽게 넘어간다. 그러나 두려움을 떨쳐내고 마음을 편하게 갖는다면 부드러운 출산에 성공할 수 있다.

태교 교실에 나오던 엄마들이 잇달아 자연 분만한 아기의 사진을 단톡방에 올리니 남은 임신부들이 자신감을 얻는다. 출산을 앞두고 열심히 걷기 운동을 하는 등 자연분만을 위해 두려움을 훨훨 벗어버리고 노력하는 모습들이 믿음직스럽다.

한 엄마는 임신 8개월 무렵부터 자연분만이 두렵다며 악몽까지 꾼다고 했다. 당시로써는 도저히 자연분만이 어려울 것으로 보였다. 그러나 명상을 하면서 자신감을 가져보자고 했더니 점차 두려움을 떨쳐냈다. 열심히 걷기 운동을 한 덕에 진통 두 시간 만에 힘 두 번 주고서 자연분만에 성공했다는 기쁜 소식을 알려왔다.

우리 친정엄마는 3남매 중 막냇동생을 집에서 낳았다. 첫째는 무조건 병원에 가야 하는 줄 알고 병원에 갔고, 둘째는 혹여 어떨까 싶어서 병원에 갔는데 둘 다 가자마자 너무 쉽게 낳자 막내는 굳이 병원에 갈 필요 없다며 집에서 낳았다. 옆집 할머니한테 산파를 해달라고 부탁을 해놓고 아기 낳을 때를 기다리는데 잠이 쏟아지더란다. 잠이 온다고 하니까 "애 낳아야지 자긴 어딜 자느냐"며 할머니가 만류 하는데도 스르르 잠에 빠져들었다. 잠결에 이상한 느낌이 들어서 "아기가 나오는 것 같다"고 했더니 할머니가 "어머! 애 나온다"며 깜짝 놀라더라는 것이다. 친정엄마한테 "통증이 없었냐"고 물었더니 "오래전 일이라 기억이 가물거리지만 조금 찌릿찌릿하고 뻐근한 정도였다"고 이야기했다.

원래 진통과 진통 사이에 행복감을 불러일으키는 호르몬인 베타 엔돌핀이 분비된다. 이때 마음이 편안하고 몸이 이완돼 있을 경우 잠에 빠져들기도 한다. 바로 나의 친정엄마가 최고로 편한 상태에서 잠에 빠져든 것 같다.

친정엄마는 두렵지 않았다고 했다. 자연분만을 잘할 수 있는 최고의 비법은 두려워하지 않는 것이다. 두려워하지 않으면 몸이 이완돼 자궁경부가 쉽게 열리고 큰 통증이 따르지 않는다. 이럴 때 태아는 아주 편안한 상태로 행복하게 태어나는 것이다. 두려워하면 몸이 경직돼 통증이 심해지고, 통증이 심해지면 더욱 두려워지는 악순환이 강도를 높여가며 반복되는 것이다.

친정엄마의 출산담을 들었던 당시의 동네 젊은 임신부들은 한결같이 아기를 쉽게 낳았다고 했다. 엄마의 출산담이 마법의 힘을 발휘했던 것 같다.

임신부들이여! 두려워 말고 당당하게 출산에 임하자. 열 달 동안 사랑스런 아기와 함께 성장한 엄마가 두려울 게 무엇이 있겠는가. 오로지 아기만을 생각하면서 아기가 쉽게 나올 수 있도록 산도를 활짝 열어주자. 우리들은 해낼 수 있다!

10개월의 여정

　수정과 동시에 숨 가쁜 달리기가 시작된다. 첫 3개월은 뇌세포, 각종 장기, 신체 각 부위가 형성되는 예민한 시기다. 영양제조차도 의사와 상담 후 복용하며, 음주, 흡연, 부부싸움, 부부관계를 피해야 한다. 엄마 아빠는 늘 손잡고 포옹하고 뽀뽀를 하는 등 촉각 태교를 일상화 하자. 그러면 태아는 자신이 사랑을 받는 것으로 알고 행복하게 성장한다. 엄마는 호르몬의 변화로 예민해질 수 있으니 마음을 편안하게 해주는 음악을 듣도록 한다.

　중기에 해당하는 4~7개월은 안정기다. 4개월이면 기쁨 불안 노여움 등의 감정이 생기니 엄마는 즐겁게 지내도록 한다. 시냅스가 활발히 형성되는 시기이므로 음악과 태담 등 청각 태교에 노력하자.

　다양한 태교를 시도하는 시기지만 하기 싫으면 그만둬야 하며, 부부관계는 부담스런 체위를 조심해야 한다. 혹시 성교로 인해 아기가 잘못될까 하는 불안감이나 불편함이 있다면 남편과 상의해서 적절히 대처해야 한다.

　말기에 해당하는 8~10개월은 소리의 강약과 빛을 감지할 수 있다. 음악과 책 읽어주기를 생활화하고, 자주 접한 음식의 맛을 기억하는 시기

이므로 엄마가 골고루 먹도록 한다. 이때는 감염이나 자궁 수축이 생길 수 있으므로 부부관계를 더욱 조심해야 한다.

주영훈·이윤미 부부의 수중분만의 숭고한 장면

주영훈 이윤미 부부의 수중분만 모습을 보면서 감동했다. 특히 아내 이윤미씨가 "두려움을 제거하니 출산이 축제"라고 말 한 것이 기억에 남는다.

이윤미씨는 남편의 품에 안겨 출산의 고통을 인내했다. 남편의 품에 안겼기에 믿음과 용기가 생기면서 고통을 참을 수 있었을 것이다. 주영훈씨는 아내가 통증을 느끼면 함께 느끼고, 손에 힘을 주면 함께 힘을 주면서 부부가 일심동체가 돼 출산했다고 말했다. 마침내 아기가 나왔다는 말에 주영훈 씨는 감격의 눈물을 흘렸고, 그 장면을 보던 엄마들도 함께 눈물을 흘렸다. 나도 눈물이 났다.

이들 부부는 지금까지 연애, 결혼 생활을 십년 넘게 하면서도 단 한 번도 싸워본 일이 없다고 했다. 20~30년을 각자 생활하다가 만난 부부들이 어찌 한마음이 될 수 있을까 싶지만, 이들 부부는 자기만을 따르라고 하지 않았다. 서로의 입장에서 그럴 수도 있겠다고 인정해주니 그런 행동이 이해가 가고, 이해하니 서로 소통이 됐던 것이다. 생활이든 출산이든 모든 일상이 부부의 이해와 사랑 속에서 이뤄지는 최고의 커플이 아닌가 싶다.

남편이 아내 손을 꼭 잡아주면 통증 줄어

어린 시절 엄마한테 "배 아프다"고 하면 "엄마 손이 약손"이라면서 배를 문질러줬던 기억이 난다. 신기하게도 배 몇 번만 문질러주면 씻은 듯 나았다. 엄마의 간절한 마음의 에너지와 엄마를 믿는 나의 마음이 상승 작용을 일으켜서 그런 것 같다.

출산도 마찬가지다. 남편이 아내의 손을 꼭 잡아주면서 "사랑한다" "잘 할 수 있다" "내가 손잡아주면 통증이 줄어든다"라고 천 번씩 만 번씩이라도 진심으로 이야기 해주면 출산하는 아내의 통증이 절감된다. 남편의 정성스런 마인드 에너지와 남편을 믿고 의지하는 마음이 통하면서 힘을 발휘하는 것이다.

아내는 출산 현장에서 마치 아이처럼 된다. 그래서 달래주고 보듬어주고 쓰다듬어주고 용기를 주면 감동하고, 힘을 내면서 배 속의 아기를 위해 씩씩하게 출산에 임하게 된다. 남편과 함께 있으면 아무것도 두렵지 않다는 믿음. 그러니 자연 통증이 절감된다. 마음에 따라 몸이 반응 하는 것이다.

그뿐만 아니라 우리가 행복할 때 통증을 감소시켜주는 엔도르핀이 나온다. 그런데 감동을 하게 되면 이보다 4000배의 감통 효과가 있는 다이돌핀이 나온다. 출산 현장에서 남편이 아내의 손을 잡으면서 격려를 아끼지 않으면 아내는 감동을 한다.

남편은 따뜻하고 부드러운 손길로 아내가 아파하는 곳을 쓰다듬어 줘라. 그저 손바닥으로 문질러만 줘도 몸이 시원해진다. 자신의 손목이나 손등, 무릎 같은 곳을 손바닥으로 쓸어내려 보라. 사뭇 시원해지지 않는가. 등이나 허리 같은 경우는 손바닥으로 원을 그려가면서 문질러주면 시원하다.

남편도 아내와 함께 아기를 낳는 것이다. 아내와 아기는 힘들여서 출산을 하는데 자신은 옆에서 아무것도 한 것이 없다며 미안해하지만 남편은 현장에 있어 준 것만으로도 함께 위대한 출산을 한 것이다. 출산 현장에 함께 하면서 두 부부는 이제 예비 부모에서 진정한 부모로 다시 태어난 것이다.

아이에게 최고의 선물은 자연분만

　제왕절개를 해서 아기를 낳은 엄마들은 늘 아쉬움이 있다. 내가 그때 자연분만을 했더라면 얼마나 좋았을까. 그러나 다 지난 일이다. 태교와 마찬가지로 한번 지나가면 모든 게 끝이다. 다시 그 아이를 뱃속에 집어넣어서 자연분만을 할 수가 없다.

　자연분만을 하면 산모에게는 물론 아기에게도 여러 가지 좋은 점들이 많이 있다. 아기의 아이큐가 제왕절개로 낳은 아기보다 좋다는 것은 많이 알려진 사실이다. 이와 함께 아기가 질 벽에 있는 각종 유익균을 물려받게 돼 면역력이 높아지는 효과가 있다. 제왕절개를 통해 출산하는 아기는 이런 과정이 생략된다. 요즘 엄마들은 이런 사실이 알려지면서 자연분만을 선호한다. 다행이라는 생각이 든다. 자연 출산일 때 자연이 계획한 모든 프로젝트가 완벽하게 완성되는 게 아닌가 싶다. 자라면서 아이 성적이 제대로 오르지 않거나 툭하면 아플 때 그 이유가 단지 제왕절개 때문이 아니라 해도 제왕절개를 택한 엄마는 늘 미안해하고 자책을 한다. 자연분만을 했더라면 아이가 지금보다는 좀 더 수월하지 않았을까 생각을 한다. 그런데 사주를 보고 시간과 날짜를 받아 그 일시에 맞춰 제왕절개를 하는 집안도 있다. 어떤 게 중요한지 심사숙고할 일이다.

모유 수유

　대체로 많은 임신부가 모유 수유를 원하는 것 같지만, 우리나라 모유 수유율은 35% 정도에 불과하다. 스웨덴이 98%인 점에 비춰볼 때 낮아도 너무 낮다. 서양에서는 엄마들의 의식 수준이 높을수록 모유수유를 한다고 한다. 우리나라는 의식 수준이 낮은 것도 아니고 스웨덴 엄마보다 못할 게 없는데 왜 이렇게 모유 수유율이 낮을까.

　그런데도 분명한 사실은 모유 수유의 장점이 너무 많다는 점이다. 그래서 모유를 황금액체라고 하지 않던가. 아이에게 줄 수 있는 최고의 선물은 자연분만과 모유 수유라고 해도 과언이 아니다. 모유에 들어있는 면역성분과 아기의 성장에 맞춰 알아서 변화해주는 영양성분의 신비로움은 아무리 인공적인 것들이 완벽하다 해도 따라잡기 어렵다.

　모유 수유를 계획하고 있는 엄마라면 병원이나 조리원이 모유 수유를 권장하는 곳인지 꼼꼼히 살필 필요가 있다. 엄마는 아기에게 직접 모유수유를 해야 증유가 된다. 특히 밤 10시에서 2시 사이에 호르몬 분비가 왕성하기 때문에 밤중 수유를 걸러서는 안 된다. 한번 실리콘 젖꼭지를 물은 아기는 빠는 힘이 60배정도 더 들어가는 엄마 젖꼭지를 외면한다. 꼭 모유수유를 하겠다고 각오를 했다면 컵 수유나 스푼 수

유와 병행하더라도 실리콘 젖꼭지는 물리지 말자. 4주가 고비다. 그나마 먹는 양이 적은 4주 동안 모유 수유를 학습시켜야 한다. 4주가 지나면 아기는 젖 먹는 법을 잊지 않는다.

오죽 젖을 빠는 행위가 힘이 들면 젖 먹던 힘까지 다해서라는 말이 있을까싶지만, 젖은 턱을 훨씬 많이 움직이기 때문에 혈류가 증가해서 아기의 지능 발달에도 좋다. 또 구강이 넓어져 덧니 우려가 줄어든다.

과거에 모 분유 회사가 우량아선발대회를 기획하면서 모유에서 분유로 갈아타는 사회적 분위기가 형성됐다. 그러나 요즘은 다시 모유 수유를 권장하기 위해 모유 우량아 선발대회를 개최한다. 1년 만이라도 즐거운 마음으로 모유 수유에 나서주기를 바란다. 아니 최소 6개월, 그것도 어려우면 3개월 만이라도 모유 수유를 해주기를 바란다.

태아 프로그래밍

최근에 활발하게 연구되고 있는 태아 프로그래밍의 비밀은 매우 놀랍다. 집안의 유전적 내력과는 무관하게 임신 기간을 어찌 보내느냐에 따라 태중에서 자녀의 평생 건강이 결정된다는 것이다. 당뇨, 암, 비만, 스트레스, 심장질환 등 백세시대의 건강 여부가 태중에서 결정이 된다는 것이니 태교의 중요성을 백 번 천 번 강조해도 부족하다.

  보통 출생할 때 신생아의 체중을 지표로 삼는데, 2.5kg 이하의 저체중아일 경우 위험에 노출되는 것으로 연구돼 있다.

  전쟁이나 자연재해 등 불가항력적인 원인이 아닌 다음에야 대부분 엄마의 기본적인 생활태도에 원인이 있으니 엄마가 조심해야 한다. 몸매 망가진다고 지나친 다이어트를 한다든가, 작게 낳아 크게 키운다는 잘못된 신념으로 굶기를 밥 먹듯 해서는 안 된다. 물론 지나치게 많이 먹어 비만이 되는 것도 조심해야 한다. 특히 여아의 경우 출생 시 과체중이었다면 유방암 노출 확률이 있기 때문에 유방암 검사에 신경 써야 한다는 연구결과가 있다.

  혹시라도 아이에게 문제가 있다고 판단되면 의사와 잘 상의해서 식단을 조절하는 등 정성스런 관리가 필요하다.

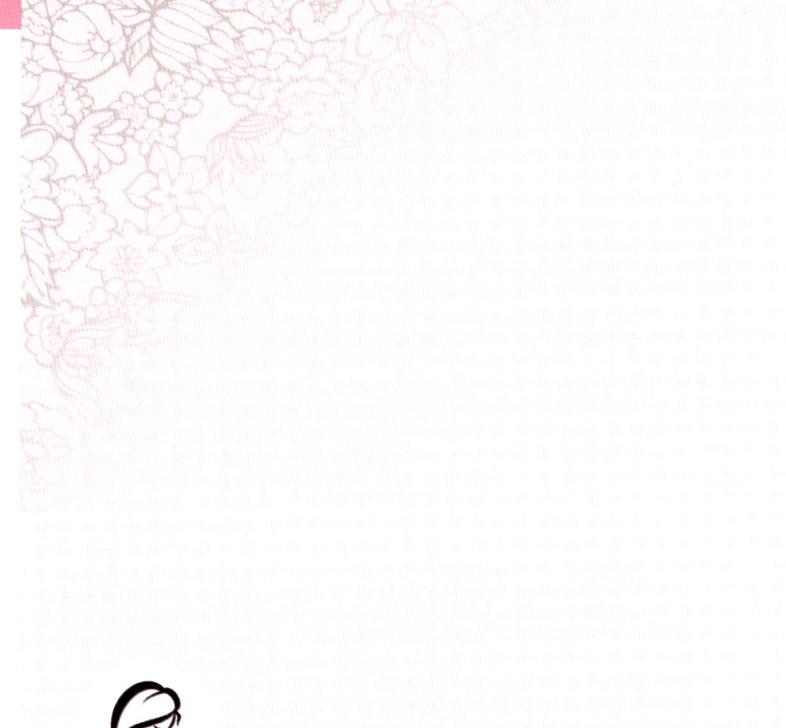

CHAPTER 3

흥미로운 창의태교가 평생간다

평생교육의 시작

 엄마들이 즐겨하는 태교는 바느질부터 그리기, 만들기, 쓰기, 듣기, 읽기, 걷기, 보기, 말하기, 노래하기, 먹기, 요리하기, 배우기, 요가, 발레, 수영 등 정말 다양하고 많다. 태교라는 이름만 갖다 붙이면 뭐든 다 태교가 된다. 태교는 일상이기 때문이다. 평생교육의 시작이 바로 이 시점이 아닐까 싶다. 엄마들은 노력의 결과물들을 차곡차곡 보물처럼 소중하게 담아놓는다. 쌓여있는 것만 바라봐도 뿌듯하다. 더구나 생전 처음 해본 것들도 있으니 스스로 생각해도 얼마나 대견할 것인가.

 아빠들 관심도 장난이 아니다. 가끔 태교 교실에서 마무리를 못한 것을 집에 가져가기도 하는데, 집에서 남편과 함께 마무리했다고 이야기하기도 하고, 다음에는 뭐할거냐며 남편이 묻기도 한단다. 털모자는 아빠가 뜨고, 목도리는 엄마가 뜨는데, 아빠가 더 잘 뜬다고 이야기하는 임신부도 있다. 듣기만 해도 얼마나 아름다운지 모른다. 두 부부가 함께 예쁘게 태교하는 모습이 머릿속에 막 그려진다. 아빠도 엄마처럼 평생 교육이 시작되는 시점이다.

정성껏 이뤄낸 배냇저고리, 인형, 모빌, 동화책 등이 곱게 담겨있는 아름다운 바구니. 만들어내는 과정이 아름다웠듯 결과물을 바라보는 엄마 아빠의 흐뭇한 눈길 또한 가족의 행복을 키우는 아름다운 태교다.

원데이쿠킹 클래스에 다녀온 예비 부모

임신부 교실에서 '쿠키 한입의 행복'을 읽은 한 임신부는 남편과 함께 원데이 쿠킹 클래스에 참여해 맛있는 쿠키 만들기 체험을 하고 왔다. 제대로 하는 게 없어서 늘 태아에게 늘 미안하다고 입버릇처럼 말하던 임신부였는데, 마침내 자신만의 방법으로 달콤한 결실을 얻어냈다. 막내로 자라난 그녀는 집에서 만들어본 적도 없고 만들 엄두도 나지 않는 쿠키 도전을 위해 차선의 방법을 선택했다.

그녀는 쿠키를 굽는 동안 너무 행복했다고 한다. 태아만 성장하는 게 아니라 엄마도 태아와 함께 무럭무럭 성장하는 게 아닌가 싶다. 허둥대느라 만들어 온 쿠키를 싸 오지 못했다며 미안해했다. 입에서 사르르 녹는 쿠키를 맛봤다면 더욱 감동적이지 않았을까 살짝 아쉬운 마음이 든 것도 사실이다. 적극적이고 실천적인 예쁜 예비 엄마들의 모습에서 행복한 쿠키 냄새가 솔솔 풍기는 것 같다.

내 아이 초등학교 시절, 친구 집에 놀러 갔다 와서는 "엄마도 쿠키 만들어 달라"며 그 친구가 너무 부럽다고 이야기했던 게 기억난다. 또 다른 임신부도 친구 집에 놀러 갔을 때 친구 엄마가 만들어준 쿠키에 대한 기억 때문에 요새 오븐을 눈여겨보는 중이라고 말하기도 했다. 거창하지 않은 아주 작은 쿠키 한입의 성취가 바로 태교이고 자녀에 대한 사랑이 아닌가 싶다.

앞치마 만들고 온 가족이 요리하는 집안 전통 만들자

집집이 앞치마 한두 개는 있다. 특히 신혼부부 집에는 달콤한 사랑 내음 못지않게 예쁜 앞치마가 부부용으로 두 개 정도는 걸려있다.

그러나 앞치마가 비록 집에 있다고 하더라도 임신을 기념해 앞치마

세 개를 직접 만들어보자. 엄마 것, 아빠 것, 태어날 아기의 것. 앞치마에 '사랑' '내게 와줘서 고마워' '행복한 가족' 등 자신이 좋아하는 문구를 수놓을 수 있다면 더 좋다.

손수 장만한 특별한 앞치마를 정갈한 상자에 깨끗하게 넣어두었다가 생일날, 크리스마스 날, 기타 어떤 중요한 기념일을 정해서 그 날만 꺼내 입는 것이다. 평소 입던 앞치마가 아니라 의미가 있는 앞치마를 똑같이 차려입고 부엌에서 요리하면 마음이 설레고 색다른 행복이 느껴지지 않을까. 한두 번으로 그치지 말고 작지만 아름다운 집안의 전통으로 만들어 자손 대대로 이어지게 해보자.

소중한 앞치마를 두르고 요리를 하는 날은 무슨 무슨 요리는 꼭 하기, 얼굴 붉히는 일 없기 등 몇 가지 규칙을 정한 두루마리를 상자에 함께 보관해 두는 것이 좋을 것 같다.

가족이 한자리에 모이기도 힘든 요즘, 가족 간의 결속력도 높이고, 서로 존중하는 가족을 만들어나갈 수 있는 계기가 될지도 모른다. 조금은 귀찮더라도 엄마의 서툰 솜씨로 멋진 가족의 탄생을 기념하는 예쁜 앞치마를 만들어보자.

널 위해 만든 최초의 동화책이야

　엄마들은 머지않아 태어날 아기를 위해서 무엇이든지 다 해주고 싶어 한다. 소중한 생명이라는 제목의 북아트를 임신부들과 했다. 같은 재료를 가지고 하는 작업인데도 결과물이 모두 다르다. 창의력이 더해지니 완전 다른 느낌으로 변신하는게 신기하다.

　아기를 위해 하나라도 더 잘해주고 싶어 하는 엄마의 마음을 강하게 느낄 수 있다. 엄마들은 아이와 함께라면, 아이를 위하는 것이라면 배는 무겁고 허리는 아파도 뭐든 신나고 즐겁게 할 자세가 갖춰져 있다.

　요즘은 고등학생 아들이 더는 자라지 말았으면 하는 억지 같은 마음이 들 때가 있다. 모 매체에서 수능을 마친 한 예비 대학생 엄마의 인터뷰 글을 읽었다. "아들이 대학생이 되면 교복 챙겨줄 일도 없고, 모두 혼자 하게 될 테니 허전하다"는 내용이었다. 아차 싶어지면서 크게 공감이 갔다. 우리 애도 부모의 손길이 있어야 하는 시간이 얼마 안 남았구나 싶으니 하루하루 흘러가는 게 무척 아쉽다. 여러분도 이 아이가 언제 이렇게 컸지 하면서 광속 같은 시간의 흐름을 느끼기 시작할 날이 온다. 부쩍 자란 아이를 보며 잘 해 준 것도 없는데 잘 자란 모습에 그저 미안해하고 고마워만 하지 말고 아기가 태어나면 아이를 키우는 순간순간에 최선을 다하라.

아이에 대한 기원을 수놓자

유대인 엄마는 임신 기간 동안 아기가 태어나 덮을 이불에 수를 놓는다고 한다. 평생 지켜야 할 율법을 아름답게 수를 놓아서 아기가 태어나면 그 이불을 최초로 덮어준다고 한다. 부러운 전통이 아닐 수 없다.

그런 전통이 있으므로 그들의 삶이 더욱 경건해질 수밖에 없다는 생각이 든다. 우선 수를 놓는 엄마의 마음 자세가 율법의 내용처럼 저절로 조심스러워지고 사랑도 더욱 깊어질 수밖에 없을 것이다. 아이는 그런 엄마의 마음에 감동하면서 율법의 경건한 삶을 실천하는 아이로 성장할 게 분명하다.

우리나라 교회 가운데서도 이와 같은 부부 프로그램을 운영하는 곳이 있다. 부부한테 성경의 한 구절을 선택해서 수를 놓게 하는 과제를 내주는데 최소한 남편도 쉬운 글자 한 글자 정도는 수를 놓는다. 비록 한 글자지만 진정으로 부모가 되는 큰 기쁨과 감동을 느낀다고 한다. 그러니 다 완성됐을 때 부모의 기쁨이 얼마나 클 것이며, 그 이불을 덮어주는 손길이 얼마나 경건하겠는가.

얼른 시장에 나가서 이불 천과 이불솜을 사다가 구름처럼 포근한 이불을 만들어 보자. 그리고 그 위에 엄마 아빠의 사랑과 정성이 담긴 아름다운 내용의 글을 수 놓아보자. 이불을 직접 만들기 어려우면 만들어진 이불을 사다가 그 위에 수라도 놓아보자.

배냇저고리에 담긴 깊은 뜻

 아기가 평생 좌우명으로 삼아도 좋은 글귀를 배냇저고리에 수놓아 주면 어떨까. 우리의 옛 어머니들은 배냇저고리를 버리지 않고 보관했다가 아이가 커서 중요한 시험을 보러 갈 때 넣어주었다. 정성이 깃든 배냇저고리가 아이를 지켜줄 것이라 생각했기 때문이다.

 배냇저고리는 어머니가 최초로 온갖 정성을 담아 만든 아기 옷이다. 엄마의 사랑이 처음으로 전해지는 옷, 맨몸으로 이 세상에 태어난 아기를 처음으로 마중해 입히는 옷, 아기를 최초로 감싸 주는 옷이기 때문에 평생 동안 이 이상 가는 의미 있는 옷이 있을 수 없다.

 옛 사람들은 인품이 뛰어나고 학식이 높고 무병장수하는 사람의 옷을 얻어다가 배냇저고리를 만들었다. 좋은 기운을 아이가 본받았으면 하는 바람에서였다. 여기에 명주실로 끈을 달아서 무병장수까지 기원했다. 아랫도리는 남아나 여아나 모두 두렁치마를 만들어 입혔다.

이런 소중한 옷에 엄마의 정성스런 손길로 수까지 놓으면 금상첨화가 아닐까 싶다. 잘 보관해 두었다가 초등학교 들어갈 때 한번 보여주고, 대학교 들어갈 때 한번 보여주고, 결혼할 때 전해주면 자녀가 오래 기억하며 훌륭하고 반듯하게 살지 않을까 싶다

　유대인은 아이에게 최초로 덮어준 수놓은 이불을 아이가 학교에 입학할 때 액자에 끼워서 선물한다고 한다. 다시 한번 문구를 되새기게 하기 위해서다. 그리고 아이가 장성해서 결혼할 때 선물로 준다. 훗날 아이를 낳게 되면 자신의 부모가 자기에게 해줬던 그대로 이어 내려간다.

미국에서도 호평받는 포대기

　우리가 촌스럽다고 천시하는 포대기가 미국의 뉴욕 맨해튼에서는 호평을 받고 있다. 우리가 잘못된 것일까, 서양 사람들이 이상한 것일까.

　포대기만큼 효과적인 육아 도구가 없다고 한다. 인간은 직립보행을 하게 되면서 약 12개월 정도 일찍 세상 구경을 한다. 원래 21개월 정도 자궁 속에 머물러야 신경학적으로 안정된 상태가 되지만, 작아진 골반으로는 점점 커지는 아기 머리를 통과시키기 어려우므로 일찍 태어나도록 진화한 것이다.

이때 포대기는 자궁을 연출한다. 꼭 묶인 채 안정감이 있는 데다가 엄마 등에 매달려 규칙적인 심장 소리를 듣고, 등에 업혀 출렁출렁 양수의 흔들림까지 느끼게 되니 자궁 속에서 자라는 것과 다를 바 없다는 것이다.

서양 엄마들은 이 같은 포대기의 유익성은 물론 아기와의 애착을 돈독하게 해주고 유모차를 들어 나르지 않아도 되는 편리성까지 갖춘 포대기에 열광하고 있다.

우리의 옛 어머니들은 모두 포대기로 아기를 키워냈다. 일본 강점기와 전쟁의 참화 속에서도 인재를 길러낼 수 있던 것은 이 같은 지혜로운 전통 육아가 있었기에 가능했다.

뉴욕에는 포대기 업는 강좌가 열린다. 예비 아빠들까지 아기 인형으로 업어보는 연습을 한다. 이런 노력이 우리에게도 필요하다고 본다. 실제로 아기를 업으면 줄줄 흘러내려 도무지 포대기 업기가 쉽지 않다. 결국 아기 떨어뜨릴까 봐 겁이 나서도 포기하는 엄마들이 있다.

옛 어머니들이 그러했듯이 이왕이면 엄마 정성으로 포대기를 직접 만들어서 둘러봐도 좋을 것 같다.

화분 키우기

태아에게는 신선한 산소가 최고다. 창문을 열어 환기하는 것도 중요하지만 신선한 산소를 제공해 주는 잎이 넓은 식물을 길러보는 것도 좋을 것 같다. 집안에서 싱그럽게 자라고 있는 식물을 보고 있으면 마음까지 푸르러지지 않을까. 화분 위에 예쁜 돌이라도 올려 꾸며보고 물도 촉촉이 주면서 생명 키우는 일에 정성을 다해보자.

이왕이면 화분에 물을 주면서 뱃속 아기에게 물의 소중함도 이야기 해주자. "엄마는 지금 화분에 물을 주고 있단다. 식물은 물을 먹어야 살지. 자, 보렴. 이런게 물이란다. 물은 맑고 투명하고 주르륵 흘러내리는 액체야. 우리도 식물처럼 좋은 물을 마셔야 살 수 있어. 우리 아기가 사는 집도 양수라는 물로 채워져 있지. 엄마는 우리 아기에게 좋은 물만 줄게."

꽃과 나무, 식물에 대해 그 어느 때보다도 관심이 커지는 때가 바로 임신기간이 아닐까 싶다. 요즘 엄마들은 길을 가다가도 예쁜 꽃, 멋진 나무를 보면 태아에게 설명하느라 바쁘다. 아예 식물도감을 한 권 사서 꽃구경도 하고 식물 이름도 공부해보자. 엄마가 식물에 대한 사랑을 키우면 생명을 소중하게 여기는 따뜻한 마음을 가진 식물학자가 태어나지 않을까.

어린이 도서관 가기

 어린이도서관에 들러보자. 유아방이 있으면 더욱 좋다. 유아방은 아주 딴 세상 같다. 엄마들이 어린 자녀들을 데리고 와서 자유롭게 책꽂이에서 책을 꺼내 들고 앉아 마치 동화구연을 하듯이 실감나게 읽어준다.

 문 닫을 시간이 다가와도 몇 줄이라도 더 읽어주고 싶은 마음에 쉽게 자리를 뜨지 못한다. 어린이 도서관은 그나마 아이들이 조금 크다고 문 닫을 시간이 되면 썰물 빠지듯 정리정돈 된다. 그러나 유아방만큼은 예외인 것 같다. 방바닥에 옹기종기 모여 앉아서 마지막까지 읽어주려는 엄마들의 열정과 또랑또랑한 눈빛으로 엄마에게 궁금한 것을 물어가면서 듣는 아이들의 모습이 참으로 귀엽다.

 예비 엄마들도 미리 도서관을 찾아가서 뱃속 태아에게 그림 동화책을 읽어주면 좋을 것 같다. 도서관은 아기가 태어난 후에만 가는 곳이 아니라 아기가 태어나기 전부터 다녀야 할 곳이다. 그림도 다양하고 상상력도 풍부한 수많은 그림 동화책 속에 풍덩 빠져서 아이에게 꿈과 사랑을 마음껏 심어주면 좋을 것 같다.

집에서 가장 예쁜 그릇을 꺼내라

점심을 대충 먹는 임신부들이 많다. 그러나 이제 엄마가 되는 길목에 있다. 뱃속의 태아와 둘이 먹는다는 점을 잊어서는 안 된다. 태중의 아기에게는 삼시세끼가 중요하다. 엄마가 정성껏 만든 음식을 매 끼니마다 잘 섭취하면 태아는 정서적으로 안정이 되고 무럭무럭 성장한다. 끼니를 거르거나 부실하면 태아가 불안해진다.

요즘은 인터넷만 조금 뒤지면 그날그날 메뉴를 선택해서 쉽게 만들어 먹을 수 있다. 뜻밖에 영양 많고, 보기에도 예쁜 간단한 요리법이 많다. 몇 가지 재료만 사면 멋진 음식이 뚝딱 만들어진다. 아무리 요리 문외한일지라도 친절한 레시피를 보면 다 따라 할 수 있다. 소스 몇 개 정도는 집에 있는 것으로 대체해서 사용하는 응용력도 발휘해 보자.

소설가 공지영 씨가 쓴 '딸에게 주는 레시피'라는 책에는 딸에게 주는 메시지와 함께 간단한 요리법들이 소개돼 있다. 그리고 그 요리를 그림으로 그려서 함께 실었다.

비록 주방의 식탁에서 먹더라도 귀한 레스토랑이라고 생각하고 우아하게 먹으라고 쓰고 있다. 아무 옷이나 걸치지 말고 가장 예쁜 옷을 골라 입을 것과 집에서 가장 좋은 접시, 가장 좋아하는 찻잔에 음식과 차를 담아 먹으라고 하고 있다. 잔잔한 음악을 곁들여서.

  임신부들도 가장 예쁜 그릇을 꺼내서 음식을 담아 놓고 태아에게 한 입, 자신도 한입 즐겁게 대화하면서 먹어보자. 얼마나 행복한 시간인가. 잔칫상을 차리는 것도 아니니 부담스러워 말고 시도해보자. 이왕이면 다홍치마라고 잘 차려 먹으면 예와 미와 맛을 아는 멋진 아기가 태어나지 않겠는가.

아가야, 우리 바둑 둘까

  세계최초의 태교전문서인 태교신기를 저술한 이사주당은 평소 남편 유한규와 함께 바둑을 즐겨 뒀던 것으로 전해진다. 물론 태교신기 책에는 바둑을 두라고 권하는 내용은 없다.

  그런데 사주당 본인은 임신 중에도 바둑을 두지 않았을까 싶다. 두 부부의 천재적 아들인 유희의 전기에는 유희가 네 살 때 젖 주는 것도 잊고 부모가 바둑을 두자 "성인이 책망하는 바이니 끊어야 한다"고 했다는 내용이 나온다. 젖을 4살까지 먹나 싶지만, 요즘도 서너 살까지 먹이는 사람들이 있으며, 조선 왕실에서는 유모가 젖을

10살까지 먹이는 경우가 있었다. 어쨌든 바둑 두기는 두 부부가 평소 즐기던 놀이였을 것이고 임신 중이라도 별반 다르지 않았을 것 같다.

　조선시대는 바둑을 권하는 분위기가 아니었다. 율곡 이이가 쓴 격몽요결에도 바둑을 두지 말라고 지적하고 있다. 더구나 여성이 바둑을 둘 수 있는 사회적 분위기가 아니었을 것이다. 그러나 사주당의 남편 유한규와 사주당은 일정 경지를 넘어선 부부이기에 학문을 하는 틈틈이 한판 명승부를 펼쳤을 것 같다. 원래 바둑은 이기고 지는 게임은 아니지만 전략과 전술이 현란한 두뇌 싸움이다. 이들 부부는 정신을 집중하면서 내면을 다스리는 수양의 한 방편으로 바둑을 두었을 것 같다. 이는 남편 유한규가 자신보다 20세나 어린 부인이지만 여염집 부인처럼 대하지 않고 여성 군자로서의 학식과 품위를 갖춘 선비이자 제자로 대했기 때문에 가능했던 일일 것이다.

　태교 교실을 진행하면서 집에서 남편과 바둑이나 오목을 두어볼 것을 권해보지만 별로 실천하지는 않는 것 같다. 바둑판 위의 검은 돌과 흰 돌이 어우러지는 것이 사랑놀이처럼 멋있어 보이지 않는지.

토론 태교

 밥상머리 교육에 앞서서 할 수 있는 것이 밥상머리 태교다. 이사주당의 아들 유희가 어머니 일대기를 기록한 바에 따르면 어머니와 아버지는 식사 도중에도 늘 경서에 대한 토론을 즐겼다고 기록하고 있다. 이들은 토론과 대화가 일상화된 부부였다. 임신 때라고 별반 다르지 않았다. 이런 측면에서 사주당 부부는 우리나라 부부태교의 효시라고 할 수 있다.

 이같은 태교의 영향으로 아들 유희는 천재적 인물로 태어나 방대한 학문적 업적을 남겼다. 딸들도 조선시대라는 시대적 한계에도 불구하고 어머니 책의 발문을 남길 정도로 학문에 능했다.

 이사주당과 남편 유한규는 학문적 동지다. 두 부부의 학문 세계는 방대하고 심오하다. 남편 유한규는 경서로부터 음악 천문 역학 궁술에 이르기까지 미치지 않은 구석이 없으며 특히 산술에 능했던 것으로 전해지고 있다. 이사주당도 어린 시절부터 총명해 칭찬이 자자했던 것으로 전해진다.

 토론은 논리적 대화다. 끊임없이 이어지는 이들 부부 사이의 수준 높은 토론은 자녀들의 태내 두뇌 발달에 매우 중요하게 작용했을 것이다.

비슷한 상황을 학원 강사를 했던 한 엄마의 사례에서 찾아볼 수 있다. 학원을 운영하던 그녀는 강사를 쓸 만큼 재정적 여유가 없어서 어쩔수 없이 임신한 몸을 이끌고 직접 모든 과목을 강의했다. 태교할 틈도 없이 아이들 가르치기에 바빴던 엄마는 태아에게 늘 미안했지만, 논리적 강의 덕분에 결론은 영재아를 낳았다.

부부가 서로 다양한 주제를 놓고 토론을 해 보자. 논리적 공방을 이어 나가기 위해서는 머리를 써야 한다. 집중력 사고력은 물론 창의력까지 발휘해야 토론에 임할 수 있다. 그 순간 뱃속 태아는 뇌의 만찬을 즐기고 있는 것이다.

독서

이사주당은 태교신기에 이르기를 임신했을 때 뱃속의 태아에게 선현의 좋은 글귀를 읽어주라고 권하고 있다. 수많은 책을 섭렵했던 사주당은 마침내 천재 아들 유희를 낳았다.

유희는 그의 뛰어난 천재성에 비해 거의 알려진 바가 없으나 신사임당의 아들 율곡 이이의 경우와 아주 흡사한 면이 있다. 어려서부터 총명함이 넘쳐났다. 세 살 때 시를 지었고, 다섯 살 때는 경서를 논했으며,

열 살 때는 역술을 논해 도성 안에서 그에 대한 이야기가 자자했다고 전해진다.

  현재 우리에게는 조선 후기의 실학자로서 언문지를 쓴 음운학자 정도로 알려져 있다. 그러나 요사이 유희에 대한 연구가 진행되면서 경서, 문학, 음악, 천문, 역학, 의학, 농어, 충수에 이르기까지 학문에 미치지 않는 바가 없는 대학자였음이 서서히 밝혀지고 있다.

  유대인의 경우 임신한 엄마는 뱃속의 태아에게 매일 밤 솔로몬의 잠언집을 읽어준다고 한다.

명상

  임신 중의 명상은 엄마를 스트레스로부터 벗어나게 해주어 마음에 안정을 준다. 심란할 때 따사로운 햇살이 스며드는 푸른 숲에 앉아있다고 생각하거나 아주 평화롭게 흰 구름이 두둥실 떠있는 파란 하늘 아래 앉아있다고 생각을 하면서 명상을 해보자. 아니면 자신이 제일 편안한 곳에 있다고 생각을 하고 명상에 들어가도 좋다.

  우선 온 몸의 힘을 빼고 코로 숨을 들이쉬면서 배를 불록 나오게 하고, 숨을 내쉬면서 배를 들어가게 하는 복식호흡을 세 번 정도 반복해 마음을 차분하게 가라앉히자. 숨을 들이쉴 때 밝고 행복한 기운이 온몸 구석구석으로 스며든다고 생각을 하고, 숨을 내쉴 때는 걱정, 불안, 분노가 몽땅 빠져나가 버려 속이 시원하다고 생각을 한다.

명상을 할때면 집중해서 태아의 얼굴을 떠올리도록 노력하자. 보다 리얼한 이미지를 떠올릴 때 에너지의 양이 많아진다고 하니 컬러의 방글방글 웃는 얼굴을 떠올리자. 아기에 대한 엄마의 소망을 이야기 나누고 자연분만, 혹은 자연 출산에 대한 엄마의 의지도 전해주자.

"엄마는 우리 아기가 엄마한테 와줘서 얼마나 행복한지 몰라. 우리 아기한테 너무 감사하고 있단다. 아직은 부족한 점이 많은 엄마지만 열심히 노력할게. 우리 아기 엄마 뱃속은 편안하니? 우리 아기가 엄마 뱃속에서 잘 놀았으면 좋겠네. 세상에 나오는 날에는 엄마만 믿으렴. 엄마가 우리 아기 나오는 길을 환하게 밝혀 줄게."

성경 불경으로 아침을 열다

하루를 돌아보며 점검하는 시간을 갖자. 오늘 하루 동안 혹 게으르고 부족하고 그 밖에도 고쳐야 할 점은 없었는지. 일상을 점검해서 사소한 부분까지도 반짝반짝 빛이 나게 하는 것이 태교다.

내 삶을 잡아줄 수 있는 그 무엇이 있다면 적극적으로 실천하는 자세도 필요하다. 아침에 일찍 일어나서 성경, 혹은 불경을 읽고 아름다운 기도를 통해 반듯한 하루를 만들어 보자.

맑고 고요한 아침 시간에 태아와 가족을 생각하면서 읽는 경전의 고귀한 문구는 뱃속의 태아에게 영혼의 밥을 주는 것이다. 아기는 이 세상에 태어나서 어머니 뱃속에서 깊이 새겨들었던 경전의 문구대로 경건하고 고귀한 삶을 살아갈 것이 분명하다.

이 같은 기도의 습관은 출산 후에도 버리지 말고 계속 이어서 하면 좋을 것 같다. 108배를 생활화한 어느 엄마는 군살 하나 없는 날씬한 몸매를 자랑하고 있다.

유대인이 아기 목욕시킬 때 하는 기도

엄마들은 자녀를 위해 끊임없이 기도한다. 대학입학 시험을 앞둔 엄마들의 간절한 기도에 이르기까지 남들이 기복신앙이라고 비난할지라도 엄마들은 기도하고 또 한다. 엄마이기 때문이다.

유대인도 자녀를 위해 기도를 하는데 내 자식만을 위하는 우리의 기도와는 다른 측면이 있다. 종교적 내용을 기본으로 해서 국가와 민족적인 내용을 포함한다.

  그들은 아기를 목욕시킬 때 온몸 구석구석에 대해 기도를 한다. 내용을 살펴보고 추가할 것은 추가하고, 변형할 것은 변형해서 우리 아기를 위한 기도문을 만들어서 매일 기도해주자.

  먼저, 머리를 감겨줄 때 "하나님, 이 아이의 머리는 주님을 경외하는 것으로 가득 차게 하옵소서"라고 기도한다. 얼굴을 씻겨주면서는 "아이의 얼굴이 늘 감사함으로 빛나게 해주소서"라고 기도한다. 입안을 씻겨주면서는 입에서 나오는 모든 말이 경건한 말이기를 기도하며, 손을 닦아주면서는 아이의 손이 사람을 칭찬하고 안아주는 손이 되게 해주소서라고 기도한다.

  가슴을 닦아주면서는 아이의 가슴에 나라와 민족이 들어서게 해달라고 기도하며, 배를 씻어주면서는 오장육부가 튼튼하고 강건하게 해달라고 기도한다. 성기를 씻어주면서는 결혼하는 날까지 순결을 지켜 거룩한 백성을 자녀로 갖게 하고 그 가족이 행복하게 해달라고 기도한다. 다리를 씻겨주면서는 부지런한 다리가 되어 온 나라와 민족을 먹여 살리게 해달라고 기도하며, 엉덩이를 씻어주면서는 교만한 자리에 앉지 않게 해달라고 기도를 한다. 등을 씻겨주면서는 부모를 의지하지 않고 오직 하나님만을 의지하게 해달라고 기도한다.

머리를 위한 기도문을 변형해보자. "우리 아기의 좌뇌와 우뇌가 잘 발달해서 총명하고 지혜로운 삶을 살 수 있도록 해주세요"라고 기도할 수 있다.

햇살 아래 말린 나물

몸에 큰 무리가 없다면 하루에 한 번씩 장 구경이 됐든, 마트 구경이 됐든 바람을 쐬러 나가는 게 좋겠다. 산책을 겸해서 지루하지 않게 온갖 음식을 맛보고 구경할 수 있으니 얼마나 좋은가.

떡집에 쌓여있는 알록달록 꿀떡이며 송편도 맛보고, 무, 배추, 깻잎, 사과 등 싱싱한 저녁 반찬거리도 사 오자.

태아를 위해 엄마가 되는 첫 단계가 건강한 먹거리에 관심을 두는 것이다. 특히 햇볕 좋은 날 가지 호박을 썰어 말려두었다가 겨울에 반찬으로 해 먹는 것도 뿌듯한 일이다. 무말랭이도 최고의 식품이니 깨끗하게 말려두자.

표고버섯이나 멸치 새우 같은 재료를 말려서 곱게 빻으면 천연 조미료다. 표고버섯 가루와 멸치 가루를 넣어서 구수한 된장찌개도 끓이고 가지 나물도 볶아서 맛있는 저녁상을 차리자.

아기 용품을 하나하나 장만해두는 기쁨 못지않게 건강한 식재료를 준비해 가는 즐거움 또한 크다.

엄마가 해야 할 일은 앞으로 점점 더 많아진다. 엄마는 강하다고 버릇처럼 이야기하지만 실제 엄마가 돼 가는 길은 한없이 힘들고 지치고 귀찮고 괴로운 일이 많을 수도 있다. 그러나 밝고 따사로운 햇살 아래 마르고 있는 정갈한 식재료를 보고 있으면 행복한 마음이 드는 게 엄마의 마음임을 곧 알게 된다.

예술을 즐겨라

우리는 클래식 음악하면 왠지 조용히 앉아서 들어야 할 것 같은 생각이 든다. 그러나 가끔은 음악에 맞춰 스트레칭도 해보고 춤도 춰 보자.

바흐의 미뉴에트에 맞춰 남편과 함께 미뉴에트 춤을 추어 보면 어떨까. 흥미진진한 색다른 태교가 되지 않을까. 미래의 주인공이 될 태아는 창의적 인재여야 한다. 예술성과 창의성을 두루 갖춘 유연한 두뇌의 주인공을 만들고 싶거든 엄마 아빠가 솔선해서 예술을 즐기는 것이다.

나중에 아이가 태어나도 이론과 연습만 강조하는 경직되고 지루한 예술교육을 할 것이 아니라 박자에 맞춰 빙글빙글 춤도 추고 발도 굴러보게 하면서 예술에 대한 호기심과 친근감을 길러주자. 웃고 떠들면서 놀이처럼 음악을 즐기는 가운데 저절로 아이의 창의성이 자라나게 될 것이다.

미술도 마찬가지다. 한 장의 그림을 보더라도 스토리텔링을 곁들여 가며 질문도 하고, 색칠도 하고, 만들어도 보고, 관찰력도 길러 주면서 재미있게 미술놀이를 하다 보면 사고력이 무럭무럭 성장하게 된다.

뛰어난 학자들 가운데는 어려서부터 예술을 즐긴 사람들이 많다. 예술이 사고력과 창의력의 바탕이 되기 때문이다. 우리 아이가 석학이어야 해서가 아니라 자신의 삶을 풍요롭게 가꿀 수 있도록 자양분을 만들어 주자는 것이다.

다중지능의 시대

과거에는 아이큐만 좇았지만 요새 부모들은 내 아이의 강점 지능을 찾기 위해 노력한다. 사람은 누구나 다중지능을 가지고 있으며, 그 가운데 강점 지능이 있다. 과거에는 체육을 하는 아이들은 공부를 못하는 아이들로 치부됐다. 우리나라에서 공부를 못한다는 것은 머리가 별로 좋지 않은 것을 의미했다. 그러나 다중지능의 시대가 열리면서 운동을 잘하는 아이들은 신체 지능이 좋은 것이고, 음악을 잘 하는 아이들은 예술지능이 높은 것이라는 식으로 인식이 바뀌었다. 논리수학지능, 언어지능, 음악지능, 공간지능, 인간친화지능, 신체지능, 자연지능, 자기성찰지능 등 8가지 다중지능 가운데 우열이 없다.

이제 공부만을 강조하는 시대가 아니다. 법관이 되고, 의사가 돼야 성공했다고 생각하는 시대도 지났다. 우리나라에도 세계적인 스포츠 스타들이 탄생했고, 끼를 발산하는 예술 영재들도 많다.

엄마 아빠가 다양한 태교를 경험해 아이의 다중지능의 길을 터주면 좋을 것 같다. 클래식, 가요, 가곡, 국악, 동요 등 음악도 여러 장르다. 그림도 그리고, 책도 읽고, 만들기도 하고, 발레도 해보고, 식물도 가꿔보는 등 태아와 함께 이것저것 경험을 해보자.

태아의 다양한 지능이 자극되면서 이 가운데 강점 지능이 생겨나게 될 것이다. 아이가 무엇을 좋아하고 잘하는지 살피는 것이 엄마 아빠에게 주어진 중요한 역할이다.

엄마의 그림일기는 그림 동화

　오늘은 태교 일기장에 그림을 그려보자. 아이들이 그림일기를 쓰는 것처럼 태교 그림일기를 쓰는 것이다. 그림을 그리고 예쁜 색을 칠하다 보면 재밌는 미술 태교가 될 것 같다.

　더구나 스토리텔링까지 곁들인 미술 태교이니 금상첨화가 아닐 수 없다. 먼 훗날 아이가 자라서 그림일기를 쓸 때 "엄마도 그림일기 있다"면서 태교 그림일기를 펼쳐 보여주자.

　"네가 배 속에 있을 때 너를 생각하면서 썼던 그림일기야"라고 하면서 그림에 관해 설명해 주고 내용도 재밌게 들려주면 아이는 신기해 하면서 좋아 팔짝팔짝 뛸 것이다.

　꼭 그날 있었던 사실만 적거나 그릴 필요는 없다. 어떤 날은 엄마가 그림 동화작가가 돼 보는 것이다. 토끼와 거북이처럼 쉽고 짧은 동화를 직접 짓고, 거기에 맞게 그림을 그리면서 즐겁게 태교를 하는 것이다.

　상상력과 창의력과 색채감각 등이 어우러지면서 행복한 시간이 되지 않을까. 가끔 남편도 동참해서 그림 동화를 함께 창작하면 좋을 것 같다. 색종이를 접어 붙이고, 찢어 붙이고, 오려 붙여도 좋다.

감사하다는 말의 수혜자는 태아

 감사한 마음을 갖게 되면 분노, 불안 같은 스트레스 요인이 해소된다. 임신부는 호르몬의 변화 등으로 감정의 기복이 생기고 예민해지기 쉽다. 늘 감사한 마음으로 지내게 되면 감정이 조절되고 마음이 편안해진다.

 친정엄마한테서 걸려온 전화, 친구와 함께한 식사 등 무심히 지나친 일들이 잘 생각해보면 모두 감사의 대상이다. 전화통화 후 기분이 좋아졌다든가, 친구가 있어 즐거웠다면 오늘 하루는 그들 때문에 참으로 잘 보낸 하루가 아닌가.

 어떤 사람은 세수하면서도 물에게 감사하다고 말한다. 얼굴을 깨끗하게 해줬기 때문이다. 부엌에서 그릇을 닦다가도 수세미에게 감사하다고 말하고, 마루를 닦다가도 걸레에게조차 감사하다고 말한다. 눈을 뜰 때부터 잠자리에 들 때까지 일상이 모두 감사투성이다.

 우리도 따라서 해보자. "물아 감사해. 목마르지 않게 해줘서. 초목이 푸르게 자랄 수 있도록 해줘서." "장미야 감사해. 좋은 향기를 맡게 해줘서. 내 방을 예쁘게 꾸며줘서."

 어떠한가. 감사하는 삶은 하루를 윤택하게 만드는 마법과도 같다는 생각이 들지 않는가. 물은 감사하다는 말에 결정이 제일 예쁘게 반응

한다고 한다. 그다음이 사랑한다는 말이라고 한다. 사물에게도 감사는 최고의 찬사이며 최고의 가치다.

 엄마가 감사하다고 말하거나 감사하다는 생각을 할 때 최고의 수혜자는 누구일까. 말하는 당사자와 가장 가까이에서 듣고 있는 태아가 아니겠는가. 특히 인체의 70%가 물이고 태아의 경우는 98%가 물이라고 한다. 양수도 물이다. 엄마와 태아가 행복하고 건강해질 게 분명하다. 부지런히 감사하다고 말해야 하는 이유다.

옷에 감사한 어느 엄마 이야기

 임신부 교실에서 남편과 태아에게 감사한 이유를 20개씩 적어보라고 하면 처음에는 적을 것이 없다고 말한다. 대폭 깎아서 10개씩 쓰라고 해도 쓸 것이 없다고 한다. 그러나 한번 물꼬가 터지면 끝이 없다.

 남편이 반찬 맛없다고 투정하지도 않고, 뚱뚱해졌다고 흉보지도 않고, 청소기도 돌려주고, 화분도 옮겨주고, 쓰레기도 내다버려 주고, 함께 단풍 구경도 가고, 퇴근길에 맛있는 간식도 사오고, 태담도 들려주고, 큰 아이랑 잘 놀아주는 등 참으로 다양한 내용들이 빼곡하게 적혀 있다.

태아에게도 마찬가지다. 배 속에 찾아온 아기 덕분에 처음으로 가치 있는 삶에 대해 생각할 수 있게 된 점, 아주 오랫동안 손대지 않았던 종이접기며 그림 그리기를 하면서 즐거움을 느낄 수 있던 점, 남편과 함께 태명을 짓는 기쁨을 누린 점 등 태아에게 감사한 일도 많다.

날마다 감사의 일기를 써보자고 하면 어떻게 매일 감사한 일이 있겠냐며 불가능할 것 같다고 말한다. 그러나 일상이 감사의 대상이다. 어떤 사람은 잠을 잘 자고 일어난 것, 아침밥을 맛있게 먹은 것도 모두 감사할 일이라고 말한다.

꼭 감사의 대상이 인간이어야 하는 것도 아니다. 화사한 봄꽃, 따뜻한 햇볕, 시원한 바람, 달콤한 유자차, 따뜻한 난로 등 감사하지 않은 대상이 어디 있는가.

한 엄마는 이웃집 건강한 아이들의 옷을 얻어다가 몸이 약한 자신의 아이들한테 입혔다. 그리고 그 집에는 새 옷을 사다 줬다. 얻어온 옷을 입힐 때 그냥 입히지 않고 옷에 대고 원래 주인이었던 아이들한테 감사하다고 말하고 입혔다. 이는 그 아이들한테도 좋은 일임에 틀림없다. 그러나 더 좋은 것은 좋은 말을 들은 옷을 입은 자신의 아이들이다. 좋은 말을 하면 그 복은 결국 그 말을 한 자신에게로 돌아간다. 감사하면 감사할 일이 계속 생겨 난다.

좋은 글 필사하기 - '나무를 심은 사람'

 좋은 글을 베껴 쓰다 보면 마음이 정화되고 집중력도 생긴다. 장 지오노의 '나무를 심은 사람'은 여운을 남기는 글이다. 우리 아이들이 살아야 할 터전인 자연에 대한 인식을 심어 주는 책이다.

 '나무를 심은 사람' 필사는 우리나라의 그린 디자이너로 유명한 윤호섭 교수로부터 시작된 그린 운동이다. 윤 교수는 황폐해진 산에 평생 동안 매일 도토리 100알을 심는 책의 주인공을 닮기를 바라는 마음으로 필사 운동을 시작했다. 우리의 엄마 아빠도 한글자 한글자 필사하면서 내 아이가 자랄 터전에 관심을 키워보자.

 부부가 합심해서 큰 도화지에 교대로 글을 써내려가고, 산과 나무를 그리고, 그린 색을 입혀서 거실이나 아기방에 붙이면 그 자체가 멋진 작품이 될 것 같다. 정성과 수고가 절대 헛되지 않을 것 같은 예감이 들지 않는가.

 아이가 자라면 아이와 함께 온 가족이 다시 베껴 쓰기를 하면서 녹색의 의미를 나누는 시간을 가져 봐도 좋을 것 같다. 한 권을 다 필사하기 힘들면 자신이 좋아하는 구절만이라도 옮겨 적자. 이 책 말고도 자신이 좋아하는 글을 필사해보는 시간을 가져 봐도 좋을 것 같다.

아빠 태담은 호기심 천국

　엄마의 태담 내용은 대체로 흐름이 비슷하다. 동화책을 읽어준다든가, 하루 일상에 대해 들려주는 것이 대부분인데 엄마의 움직이는 반경이 좁다 보니 날마다 비슷비슷한 내용인 경우가 많다. 정서도 거의 비슷비슷하다. 남편의 태담이 필요한 이유다.

　남편 퇴근 후 일정한 시간을 정해서 태담 시간을 갖도록 하자. 그 시간은 꼭 지키기로 약속한다.

　남편에게 아내는 그날 자신이 했던 태교 이야기를 들려주고, 남편도 일터에서 있던 일을 태아와 아내에게 들려주는 시간이다.

　딸 넷을 아이큐 160이 넘는 천재로 낳은 스세딕 부부의 경우, 남편은 일터에서 돌아와서 하루 동안 있던 바깥 이야기를 비롯해 기계, 과학, 우주, 정치, 경제, 사회 분야 등 엄마가 들려주지 않는 이야기들을 재미있게 들려줬다고 한다. 이때 엄마는 아빠의 이야기를 호기심을 가지고 들었는데, 이는 태아에게도 신선한 뇌 자극이 된 것 같다.

　하루 24시간을 태아와 함께 보내는 엄마와의 한정된 대화 이외에 이렇듯 아빠의 이야기는 태담을 더욱 풍요롭게 하고 태아의 지적 호기심을 키워준다.

흑백 모빌 만들기

 손끝을 움직이면서 뭔가를 만들어보는 것은 임신한 엄마의 즐거움이 아닌가 싶다. 훗날 미술 숙제를 대신 해주지 못해 안달하는 엄마가 되지 말고 태어나기 전 무한 창의력과 상상력을 키워줘 혼자서도 척척 해내는 아이를 만들어 주자. 오래전 실제로 중학생 딸의 미술 과제를 대신 해주기 위해서 레슨받으러 다니는 엄마를 본 적이 있다.

 색종이로 흑백 모빌을 접는 것도 재미있다. 헝겊으로 된 흑백모빌 세트를 구입해서 바느질을 해도 되지만 단기간 걸어주는 것에 비해 제법 비용이 소요된다. 종이를 이용하면 얼마 되지 않는 비용으로도 멋진 모빌을 만들 수 있다.

 접기를 해도 좋고, 오리기를 해도 좋다. 사각형이 됐든 원이 됐든 나선형이 됐든 어떤 형태라도 상관없다. 엄마의 창의적 노력과 수고가 따른 모빌은 어떤 형태여도 멋있다. 나중에 컬러 종이로 다시 모빌을 만들어서 교체해 주자. 선물로 받은 모빌이 있으면 방과 거실에 나누어 걸어놓고 아기가 지루해하지 않도록 교대해가면서 보여줘도 좋을 것 같다.

아버지만 앉을 수 있는 의자

 우리나라처럼 교육열이 뜨거운 나라가 또 있을까 싶다. 헬리콥터 부모, 드론 부모, 불도저 부모 등 이름만 들어도 맹렬감이 느껴진다. 이들은 마침내 수학의 정석을 초등학생들에게 안겨줬다. 그런데 요즘은 한 걸음 더 나가 뱃속에서부터 미적분을 푼다. 우리나라의 조기교육은 따라올 나라가 없다고 본다.

 그런데, 이렇게 보통 난리가 아닌 교육 문제에 있어서 아버지들은 늘 열외다. 회식, 술 약속, 운동 등 가정 경제를 책임지느라 다양한 사회활동을 해야 하기 때문이란다.

 유대인 같은 경우는 아이가 성인식을 치르기 전까지 아버지가 집에서 선생님 역할을 한다. 집에서 아이와 함께 책 읽고, 공부하고, 토론하며, 유대인의 역사와 도덕을 가르친다. 학교 소집 일에도 부부가 함께 참여한다. 학교는 부부가 함께 자리할 수 있도록 소집 시간을 저녁시간으로 잡는다.

 격식이 있고 틀이 잡혀 있는 정제된 삶 같아 보이지 않은가. 유대인은 집 안에 아버지만이 앉을 수 있는 의자를 마련해 놓고 아버지를 존중하면서 아버지를 중심으로 자녀들을 키운다.

우리나라 남성들은 집에 가면 할 게 없다며 심심해한다. 아이들과 놀아주기에도 시간이 모자를 판에 거꾸로 시간이 남아서 주체를 하지 못한다. 해본 적이 없어서 뭘 해야 할지 모르기 때문이다.

이제 처음 아빠가 되는 아빠들은 자녀 교육 문화를 새롭게 써내려갔으면 좋겠다. 태교에서부터 시작해서 아이들 육아와 교육문제에 관심을 갖자.

한 임신부는 자신이 동화책을 읽어주면 배 속의 태아가 배를 한두 번 툭 치는데, 아빠가 읽어주면 좋아서 빙글빙글 돌고 가만있지를 않는다고 한다. 태아가 아빠편인 것 같다며 즐거운 비명을 지른다. 태아들은 분명 아빠를 좋아하는 것 같지 않은가.

엄마의 뛰어난 관찰력

엄마는 아기를 잉태하는 순간 세상 모든 사물에 관심을 가져야 한다. 아기에게 이 멋진 세상을 제대로 보여주기 위해서는 엄마가 잘 알아야 하기 때문이다. 길옆에 피어있는 작은 꽃봉우리에도 시선을 주고 관심도 갖자.

신사임당이 어떻게 천재적인 율곡을 낳을 수 있었을까. 그녀는 풀과 꽃과 곤충에 대한 자세한 관찰과 묘사를 통해 훌륭한 율곡을 낳을 수 있었다. 그녀 역시도 책을 읽고 시를 지었겠지만, 무엇보다 오늘날 우리에게 전해지는 '초충도'를 보면 그녀의 관찰력이 어떠했는가를 알 수 있다. 맨드라미, 봉숭아, 가지, 수박, 쥐, 쇠똥구리, 메뚜기 등 자연의 모습 그대로를 정밀하게 그렸다.

관찰하기 위해서는 무한한 호기심과 애정이 있어야 한다. 풀과 꽃과 곤충을 하찮게 여기지 않고 자연에 대한 경이와 감동을 할 줄 아는 겸손한 자세도 필요하다. 나부터도 집 앞에 피어있는 맨드라미 꽃이나 봉숭아꽃에 거의 눈길도 주지 않는다. 꽃과 꽃잎이 햇볕에 유난히 반짝이는 날이 있는데, 그런 날은 저절로 시선이 가서 한번 쳐다볼 뿐 평소에는 바쁘다는 핑계로 무심히 지나치기 일쑤다.

언젠가 강릉 오죽헌을 들렀는데, 오죽헌 들어가는 길목에 맨드라미 꽃이 한 무더기 피어있었다. 순간 신사임당이 보았던 바로 그 꽃이겠구나 싶어 사진을 찍어온 적이 있다. 맨드라미는 닭의 볏을 닮아 계관화라 부르기도 한다. 옛날에는 닭의 볏이 사회적 벼슬을 상징하기 때문에 아이가 잘되기를 바라는 뜻을 담아 집에 그려놓곤 했던 꽃이다.

우리는 꼭 율곡 같은 천재를 원한다기보다는 자연을 사랑할 줄 아는 착하고 건강한 아기가 태어나기를 소원한다.

세상을 읽어주기

 소설가나 시인 같은 전문적인 작가만 자연이나 사물을 멋지게 묘사하는 것은 아니다. 엄마가 되면 모두 시인이 되고 소설가가 되고 동화구연가가 돼야 한다. 푸른 나뭇잎이 하나둘 노랗게 물들어가는 가을의 길목에서 창밖에 비친 길가의 모습을 생생하게 묘사해보자. 마치 그림동화책을 보여주듯이.

 "길옆 가로수에는 아직도 초록 잎들이 싱싱하게 달려있구나. 그런데 가을이 오려는지 이파리 몇 개가 노랗게 물들었네. 어머! 그 옆에 있는 나무는 주황색도 보이네. 봄에는 우리 아기를 닮은 아주 여리고 작은 연녹색 이파리들이 솟아났는데, 어느 틈에 가을이 찾아와서 이파리들을 울긋불긋 물들이고 있구나. 가을 하늘은 화가가 그린 것처럼 파란색이야. 그 위를 엷은 구름이 살짝 덮고 있네. 하얀 구름은 마치 너울같이 투명해서 그 속의 파란 하늘이 그대로 들여다보이는구나. 아이 손을 잡은 엄마가 하나둘 하나둘 하면서 손을 쳐들며 걷고 있네. 박자가 딱딱 맞아 보여. 우리 아기 태어나면 엄마 아빠 손잡고 우리도 손을 쳐들며 걷자꾸나. 엄마도 어렸을 때 할머니 할아버지 사이에서 손을 잡고 걸었단다. 할머니 할아버지가 하나 둘 셋 하면서 엄마를 번쩍 들어 올려 주면 하늘을 나는 것 같았어. 그게 얼마나 재미있었는지 엄마는 깔깔거리면서 한 번 더 해달라고 그랬지. 그러면 할머니 할아버지는 아까보다 더 힘차게 엄마를 들어 올려 주었지."

좀 어색해도 보이는 대로 묘사해보자. 이렇게 보여주고 들려줄 이야기가 사방에 얼마든지 많이 있다.

산책하기

요즘은 공원이나 산책로가 잘 가꿔진 동네들이 제법 있다. 가끔 공원이나 산책로에 나가보면 늘 나오는 사람만 나온다. 만나는 사람만 만난다. 그 수많은 사람은 다 무얼 하고 있는지 산책로가 아깝고 공원이 아깝다는 생각이 들 때가 많다. 연녹색 이파리와 연분홍 꽃봉우리가 톡 하고 터지는 봄, 우거진 신록과 푸른 하늘이 어우러지는 싱그러운 여름, 오색 단풍이 알록달록 물들고 누런 갈대가 추억을 연출하는 가을, 흰 눈이 가지마다 두껍게 쌓여 신세계를 연출하는 겨울 등 4계절이 밀리서 스러져간다.

어쩌다 산책로에 나가 경이로움을 한 번이라도 경험하게 되면 감탄을 연발하면서 다음부터는 열심히 운동하겠다고 다짐한다. 그러나 금세 흐지부지되고, 결국 사계는 멀리서 혼자 피었다가 혼자 지기를 반복한다.

마음먹고 1박 2일 먼 길을 떠나야만 자연의 경치를 구경하는 것이 아니다. 집 가까이에 있는 자그마한 자연 속에도 수많은 보물이 있다. 태아를 품고 산책을 하다가 노랑나비가 꽃에 앉아 꿀을 따고 있는 모습을 본다거나, 잠자리가 평화롭게 떼 지어 날아가는 모습을 본다면 얼마나 행복할까.

멋진 자전거 헬멧을 쓰고 경쾌하게 따릉따릉 하면서 달려가는 자전거 동호인, 어린 자녀에게 자전거를 가르쳐주고 있는 다정한 아빠, 살을 빼기 위해 속보를 하는 엄마와 딸의 모습 등 삶에 활력을 주는 역동적인 모습들도 마주할 수 있다.

좋은 공기를 마시면서 태아와 함께 이처럼 공원이나 산책로의 활기찬 모습을 느껴도 보고, 정다운 대화도 나눠보자. 바람결도 느껴보고 풀 내음도 맡아보고 새소리도 들어보는 종합 태교가 가능한 산책길. 걷다가 힘들면 간간이 놓여 있는 벤치에 앉아서 잠시 휴식을 취하자. 너무 오랜 시간을 걷는 것은 무리이니 벅차지 않을 정도의 가벼운 산책을 하도록 하자. 뜨거운 햇빛이 내리쪼이거나 미세먼지가 잔뜩 끼었다면 다음 기회로 미루는 센스도 발휘하자.

노래 불러주기

엄마의 목소리로 직접 노래를 불러주자. 엄마가 다정하게 불러주는 목소리가 태아를 얼마나 따뜻하게 감쌀까. 어린 시절, 엄마가 노래를 불러주던 기억이 난다. 함께 부르던 노래도 기억이 난다. 수십 년이 지났지만 정겹고 다정했던 그 시절의 분위기와 느낌까지 떠오른다.

음반을 들을 때보다 직접 노래를 부를 때 머리속에는 노래의 느낌과 이미지가 훨씬 생생하게 떠오른다. 산토끼 노래를 불러줄 생각이면 "엄마가 산토끼 불러줄게, 토끼는 하얗고 귀가 긴 동물이야"라고 설명해준 후 이미지를 떠올리면서 노래를 부르자. 엄마가 말하는 순간 엄마와 태아 머릿속에 하얗고 귀가 기다란 토끼가 깡충깡충 뛰어가는 모습이 떠오를 것이다.

이참에 동요도 많이 배워두자. 인터넷 어린이 사이트에 들어가면 최신동요를 많이 배워볼 수 있다. 몇 번 따라 부르면 혼자서도 부를 수 있다.

우리 아이가 어린이집에 다니던 어느 날, 난 모르는 노래였지만 귀여운 아들이 불러서 그런지 전혀 낯설지 않은 노래를 들었다. 한 소절이 끝난 잠깐의 휴지기 동안 조그만 입으로 혀끝을 톡톡 차올리면서 박자까지 맞추는데 어찌나 깜찍하던지 아직도 기억이 생생하다.

바로 솜사탕이라는 노래다. 솜사탕이 연상되고 엄마 손 잡고 나들이 가는 아기의 모습이 떠오르는 아름다운 노래.

"나뭇가지에 실처럼 날아든 솜사탕 '똑똑똑', 하얀 눈처럼 희고도 깨끗한 솜사탕, 엄마 손 잡고 나들이 갈 때 먹어본 솜사탕, 후후 불면은 구멍이 뚫리는 커다란 솜사탕."

어린 아들한테 솜사탕 노래를 배워 아들과 함께 많이 불렀던 기억이 난다.

자장가도 배워서 잠자기 전에 불러주자. 이왕이면 남편과 같이 불러주자.

"잘 자거라 우리 아기, 소록소록 잠들라, 하늘나라 아기 별도 엄마 품에 잠든다, 둥둥 아기 잠자거라 예쁜 아기 자장."

그런데 어린 자녀들을 키우는 엄마 이야기를 들어보면 자장가 중에서도 엄마랑 주거니 받거니 할 수 있는 '엄마는 우리 아가를 사랑해'라는 노래를 제일 좋아한다고 한다. 엄마가 "우리 아기 사랑해"하고 마지막 소절을 부르면, 아이가 "나도 엄마 사랑해"라고 화답을 한 후 스르르 잠이 든다는 것이다. 화답 할 시간을 기다리는 아이의 마음이 훤하게 보이는 것 같지 않은가.

"엄마는 우리 아기를 사랑해, 엄마는 우리 아기를 사랑해, 사랑해, 사랑해, 사랑해, 사랑해, 우리 아기 사랑해"

배 속의 아기도 똑같지 않을까. 끝 소절을 부른 뒤 조용히 귀 기울여 보자. 아기가 뭐라고 하는지.

저금통 준비하기

유대인은 임신하게 되면 땡그랑 하고 소리가 나는 저금통을 준비한다. 매일 동전을 넣어서 아기가 태어나면 아기 이름으로 좋은 곳에 기부하기 위해서다. 아기의 이름으로 동전을 모으고, 기부하니 엄마 아빠의 마음이 얼마나 뿌듯하겠는가.

우리도 용기를 내서 저금통을 마련하고 하루에 한 번씩 동전을 모아 보자. 기부하는데 용기라니 우습게 들릴 수도 있지만, 습관이 안 된 경우라면 용기라도 내야지 별수 없다.

아기가 태어난 후 곧바로 기부하지 않아도 된다. 아이와 함께 저금통에 동전을 더 모아서 유치원 입학 기념일이나 초등학교 입학 기념일 등 특별한 날을 택해서 기부해도 좋다. 아이한테 기부할 대상에 대해서도 설명해주고 기부의 소중함도 직접 느끼게 해 주는 것이다.

한 번의 기부로 그치지 말고, 아이가 성장함에 따라 계속 새로운 저금통을 마련해서 다시 동전을 모아 지속해서 기부를 하게 해보자. 작은 돈이지만 뿌듯한 일을 했다는 성취감이 쌓이게 되면 어른이 되어서도 내 이웃의 아픔과 고통을 외면하지 않는 따뜻한 심성을 가진 리더로 성장하게 될 것이다.

임신부들이여! 나눔의 씨앗을 뿌려 기품 있는 집안의 전통을 만들어 나가자.

숲에 다녀오기

걷기 좋은 숲길이 지역마다 있다. 가까운 곳에서 쉽고 편하게 숲을 호흡하자. 가끔 무료하고 따분해질 때, 멀리 떠나기가 부담스러울 때 남편하고 다녀올 수 있는 오붓한 장소.

삭막한 회색 도시에 갇혀 살다가 모처럼 자연에 나가면 거대한 품이 아니어도 마음이 편안해지고 행복해진다. 통섭의 과학자 에드워드 윌슨은 그의 저서 '바이오필리아'에서 우리의 DNA에는 생명 사랑의 본능이 새겨져 있어서 숲에 들어가면 마치 고향 집에 찾아간 것처럼 스트레스가 해소되고 안도감을 느끼게 된다고 했다.

일단 숲 속에 가면 맑은 산소가 태아를 건강하게 해 주니 좋다. 나뭇잎 사이사이로 부서져 내리는 찬란한 햇빛, 부드러운 바람, 돌돌돌 흐르는 물소리, 휘리릭 휘리릭 아름다운 새소리, 벌레 소리 등 자연은 태아를 위해 마치 교향곡을 연주하듯 환영해준다. 피톤치드와 음이온 같은 좋은 물질도 조건 없이 내준다. 흙길도 밟고 구수한 흙냄새도 맡자.

돗자리와 겉옷, 물, 간식, 무릎담요 등 소지품만 간단하게 챙겨 숲으로 소풍을 나간 자리. 부부가 나란히 누워서 흘러가는 흰 구름을 바라보는 모처럼의 여유. 유산여독서라고 했던가. 산을 거니는 것은 마치 독서하는 것과 같아서 편안한 마음으로 태아에게 자연을 읽어주자.

"사방이 초록색으로 가득하네. 푸르른 이파리는 태양 빛을 받아 광합성 작용을 해서 영양분을 만들게 된단다. 이 나뭇잎 좀 봐. 잎맥이 섬세하게 그려져 있네. 아가야! 잘 들어보렴. 새소리가 명랑하게 들리는구나. 몇 마리 있을까. 한 마리, 두 마리, 세 마리. 우리 아기 숫자도 잘 세는구나. 이 맑게 흐르는 계곡물 좀 봐. 아빠랑 같이 계곡물에 손을 씻어야겠다. 삼각형, 사각형, 동그란 자갈돌들이 하나, 둘, 셋, 넷. 정말 시원하구나."

단 임신한 아내의 컨디션이 좋아야 하며, 너무 산속 깊이 들어가거나, 높이 오르려는 욕심은 금물이다. 가볍게 산책하는 정도로 즐기는 게 좋다. 혹시라도 응급상황이 발생할 경우에는 신속한 대처가 가능해야 하기 때문이다.

추억의 벤치

한 엄마는 공원에 나갈 때마다 늘 찾는 의자를 하나 정해 놓았다. 그곳에 앉아서 태담을 들려주거나 동화책을 읽어주고 온다. 주말에는 남편과 함께 나가서 산책도 하고 그 자리에 앉아서 간식도 먹는다.

이다음에 아이를 데리고 나가서 의자에 얽힌 이야기도 들려주고, 자전거도 태워주고, 공 던지기도 하고, 책도 읽어주면서 더 많은 추억을 쌓을 것이란다. 아이한테 가장 행복한 장소를 선물하는 느낌이라고 할까.

아들이 군에 입대하거나, 딸이 결혼해서 마음이 쓸쓸해질 때, 부부가 커피를 사 들고 그 벤치에 나가서 곁을 떠난 지 얼마 안 된 자녀의 체온을 느껴보는 것이다. 그리고 아이들이 낯선 생활에 잘 적응하고 건강히 돌아올 수 있도록 기도하는 것이다. 그곳에 가면 멀리 떨어진 아이와 소통이 되는 듯한 부부만의 행복한 믿음.

이렇게 추억을 느끼고, 온전히 행복을 느낄 수 있는 추억의 장소를 만들고 싶지 않은가.

탈무드로 자연스러운 태교

유대인은 5천 년 전통의 탈무드를 오늘날까지 이어 내려오는데, 바로 이런 점이 오늘날 노벨상을 휩쓸 게 하는 원동력이다.

조상이 남겨준 지혜의 보고인 탈무드를 끊임없이 읽고 토론하는 과정에서 남다른 혜안이 열린다는 점을 주목해야 한다. 우리가 보기에 탈무드는 이미 정답이 다 나와 있는 것 같지만, 그들은 또 다른 시각의 답을 끌어내는 끊임없는 질문과 고민과 토론을 통해 창조적인 사고력을 길러내고 있다.

특히 금요일 저녁부터 토요일 저녁까지를 안식일로 정해 부모들은 일체의 외부 활동을 하지 않고 자녀들과 함께 탈무드를 읽고 토론하며, 유대인의 역사와 전통과 도덕과 질서를 가르친다. 독서와 토론을 통한 경건한 삶이 그들의 일상이다 보니 굳이 태교를 특별하게 할 필요도 없이 온 국민의 일상이 곧 태교라고 말할 수 있을 정도다.

늘 경건한 자세가 준비된 어머니의 태중에서 경건한 삶에 대해 24시간을 듣고 배우고, 태어나서도 경건한 삶 속에 풍덩 빠져서 살다보니 부모와 자녀는 24시간, 평생을 정화된 경건함 속에 살아간다. 이것이 바로 평생의 태교다. 임신할 때만 반짝하는 우리의 태교와는 하늘과

땅의 차이다.

태교신기라는 태교 텍스트

우리는 우리의 전통을 너무 가볍게 생각한다. 현대의 임신부부들은 탈무드로 태교한다. 나는 탈무드에 비견할, 아니 그보다 더 좋은 텍스트로 조선 후기 천재적 여성실학자인 이사주당이 저술한 태교신기를 주저 없이 추천한다. 그녀는 과학 문명의 도움 없이도 세계 최초로 태교에 대한 전문서인 '태교신기'를 쓴 천재적 인물이다.

책 속에는 인간답게 살아가기 위해 조심해야 할 언행은 무엇인지, 건강하고 총명한 인간으로 자녀를 낳아 소중한 생명을 잘 양육하기 위해서 부모가 무엇을 인내하고 행해야 하는 지에 대해 이야기 하고 있다. 또한 총명한 아기를 낳기 위해 할 방법으로 음악 태교, 태담태교, 미술 태교, 음식 태교 등 현대의 임신부들이 하는 태교를 소개하고 있다.

조선의 여인이 남겼다는 이유만으로 태교신기를 외면하고 있지는 않은지 반성해야 한다. 21세기에 맞는 창조적 전통의 시대를 열어나가기 위해서는 우리도 탈무드처럼 태교신기를 텍스트 삼아 이리보고 저리보고, 본 것을 또 봐가며 지속적인 창조적 토론의 시대를 열어야 한다.

솔로몬의 잠언집

유대인은 평소에도 율법을 외운다. 특히 임신했을 때는 지혜의 왕인 솔로몬 잠언집을 엄마 아빠가 매일 읽는다고 한다. 문장 속에는 인간의 도리가 쓰여 있다.

"모든 지킬만한 것 중에서 더욱 네 마음을 지켜라. 생명의 근원이 여기에서 나간다. 구부러진 말을 네 입에서 버리며 비뚤어진 말을 네 입에서 멀리하라." "지혜로운 자의 마음은 그의 입을 슬기롭게 하고 또 그의 입술에 지식을 더하느니라. 선한 말은 꿀송이 같아서 마음에 달고 뼈에 양약이 되느니라."

"다툼의 시작은 둑에서 물이 새는 것 같아서 싸움이 일어나기 전에 시비를 그칠 것이다."

바른 마음가짐으로 살자는 내용이다. 아기는 태중에서 좋은 글귀를 날마다 듣고 태어난다. 이 아기가 자라서 만 세 살이 되어 글을 읽을 능력이 생기면 할아버지나 아버지는 아이를 무릎에 앉혀놓고 히브리어 알파벳을 가르치기 시작한다. 아이가 직접 성경과 기도문인 쉐마를 읽고 자신의 삶을 경건하게 정화할 수 있도록 하기 위해서다.

그들은 자녀들과 함께 밤낮으로 기도문인 쉐마를 읽고 외운다. 읽고 외우고 토론하는 것이 생활화돼 있다. 그들의 도서관은 우리나라처럼 조용하지 않다. 늘 질문하고 토론하느라 시끌시끌하다. 율법을 읽을 때는 똑바로 앉아서 한 글자도 빼먹지 않기 위해 손가락으로 짚어가면서 소리를 내서 읽는다. 짚어가며 읽으면 정확하게 읽혀지고 집중력 또한 커진다고 한다. 여자든 남자든 율법과 함께 마음을 늘 정화하는 삶을 기본으로 하고 있다.

아낌없이 주는 나무

 '아낌없이 주는 나무'는 너무나 유명한 책이어서 모르는 사람이 없다. 그런데 이 이야기를 다시 읽다 보니 단순하게 나무와 아이 이야기가 아니라 부모 자식 이야기다. 모든 부모는 자녀에게 아낌없이 내준다.
 가슴 찡한 이야기가 아닐 수 없다. 배 속에서 무럭무럭 크고 있는 아기한테 우리 부모들은 분명히 아낌없이 내주는 나무가 될 것이다. 그런데 여러분의 부모님들도 여러분들한테 아낌없이 주는 나무라는 사실을 잊어서는 안된다.
 우리는 모두 여전히 부모로부터 아낌없이 물적 심적 지원을 받으면서 살고 있지만, 그런 부모님의 고마움을 생각하면서 사는 사람은 별로 없다. 오히려 남의 부모와 비교해가면서 자신의 처지를 속상해하고 부모의 가슴을 아프게 하는 이야기만 골라서 하고 있다.

여러분도 곧 아이가 태어나서 점점 자라게 되면 똑같은 처지에 놓이게 된다. 우리 부모는 나에게 어떤 부모인가. 난 아이에게 어떤 부모가 될 수 있을까. 내가 우리 부모처럼 내 아이에게 아낌없이 해줄 수 있을까를 곰곰이 생각해보자. 갑자기 부모님이 감사해지지 않는가.

어느 날 배 속에 찾아온 귀여운 태아는 엄마 아빠를 끊임없이 생각하게 하고, 엄마 아빠를 끊임없이 성장시키고 있다.

격몽요결에 나오는 좋은 문구

우리나라에도 좋은 글들이 많이 있지만 우리는 있는지조차 모르고 지낸다. 성경, 불경, 탈무드처럼 이미 유명해진 책자에만 마음이 쏠려서 나머지는 있는 줄도 잘 모르고 산다. 그러나 도서관을 한번 둘러보라. 수많은 책자가 서가에 가득하고, 그 가운데 우리의 살과 피가 될 좋은 양식이 넘쳐난다.

수년 전 오죽헌에 들렀다. 율곡이 태어난 그곳에서 만난 격몽요결에는 율곡이 쉽게 알려주는 좋은 문구가 가득하다.

특히 몸가짐과 마음가짐을 바르게 해야 하는 임신부에게 좋은 지침이 되는 '구사구용'이 실려 있다. 비단 임신부뿐만 아니라 우리가 모두 늘 '구사구용'을 명심해서 실천한다면 실수도 없고 품위도 있는 모습을 갖출 수 있다.

'구사'는 생각을 바르게 갖게 해주는 아홉 가지 내용이며, '구용'은 용모를 바르게 해주는 아홉 가지 내용이다. 특히 임신부는 몸가짐을 바르게 해야 한다. 몸이 아기 낳기 좋은 상태로 변형돼 있으므로 바르지 않은 자세는 임신부에게 무리가 갈 수 있기 때문이다.

구사는 시사명, 청사총, 색사온, 모사공, 언사충, 사사경, 의사문, 분사난, 견득사의이며, 구용은 족용중, 수용공, 목용단, 구용지, 성용정, 두용직, 기용숙, 입용덕, 색용장이다.

구사에서 우선 '시사명'은 볼 때는 이면까지 제대로 봐야 함을 이야기 한다. 청사총은 들을 때 분별 있게 잘 들어야 함을 이야기 하며, '색사온'은 얼굴빛이 온화한지를 생각해야 한다는 의미다. 모사공은 용모는 단정하고 공손해야 함을 이야기하며, '언사충'은 말할 때 진실한 것인지 생각하고 말해야 함을 이야기 한다. '사사경'은 일을 경건하게 해야 함을 이야기하며, '의사문'은 의문이 생기면 물어서 확실히 해야 함을 이야기 한다. '분사난'은 분하다고 마구 화를 낼 것이 아니라 훗날 다

시 만날 날을 생각하며 화를 잘 다스려야 함을 이야기한다. '견득사의'
는 이득이 생겼을 때는 의로운지를 생각해야 함을 말한다.

구용의 '족용중'은 경박스럽게 걷지 말고 무게 있게 걸어야 함을 이야기 한다. '수용공'은 손은 공손하게 해야 함을 이야기하며, '목용단'은 눈을 흘겨보거나 곁눈질 하지 말아야함을 이야기 한다. '구용지'는 입은 과묵하게 하여 말할 때와 먹을 때 말고는 함부로 헤하고 벌리고 있지 말며, '성용정'은 목소리는 들뜨지 않도록 침착하고 무게 있게 하라는 이야기다. '두용직'은 머리를 비스듬히 하지 말고 곧게 두라는 이야기이며, '기용숙'은 호흡을 조절해서 숨소리를 고르게 하라는 이야기다. '입용덕'은 서 있을 때는 기대어 서 있지 말고 바르게 서 있으며, '색용장'은 얼굴색은 장엄하게 하라는 이야기다.

법구경을 읽어보자

마음을 울리는 좋은 경구들은 종교 경전에 많이 나온다. 법구경도 예외가 아니어서 좋은 경구들의 꽃밭이다.

임신부의 마음을 바르게 이끌고 세상 살아가는 이치를 생각하게 하는 좋은 문구들. 솔로몬의 지혜도 읽어보고, 이참에 법구경도 읽어보자.

"사람은 마음이 주인이 되고 마음이 지배 하는데, 나쁜 생각을 마음에 품은 채 말하고 행동하면 재앙과 고통이 따라온다. 마치 수레가 삐걱거리면서 바퀴자국을 좇아가는 것과 같다." "좋은 생각을 마음에 품은 채 말하고 행동하면 복과 즐거움이 그가 지은 대로 좇아온다. 마치 그림자가 물체를 좇아가는 것과 같다."

"다른 사람을 탓하기를 좋아하지 말고 자신의 행위를 반성하기에 힘써라. 이렇게 자신을 알면 모든 근심은 영원히 사라진다."

"모든 감각 기관의 욕구를 다스리고 음식을 절제할 줄 알며 항상 즐거운 마음으로 부지런히 수행하는 사람은 그릇된 것에 의해 흔들리지 않는다. 아무리 바람이 거세도 끄떡도 하지 않는 큰 산과 같다."

"항상 내 언어 행위를 잘 지켜서 화내는 것으로부터 보호해야 한다. 나쁜 말을 입에서 없애버려라."

장계향, 타샤 튜더, 마샤 스튜어트

나를 본받고 싶은 사람들이 많겠지만 이 사람들이라면 임신부들에게 자극적 모델이 될 수 있을 것 같다. 조선시대 안동 장씨 장계향과 타샤 튜더, 그리고 마샤 스튜어트는 임신부들이 반할 수 있는 요소가 충분한 여성들이다.

우선 장계향은 요리서인 '음식디미방'을 지었다. '타샤의 정원'으로 유명한 타샤 튜더는 '타샤의 식탁'을, 마사 스튜어트는 마사 스튜어트 리빙이라는 잡지 등으로 유명하다.

장계향은 17세기 중엽 한글로 쓰인 가장 오래된 음식 레시피인 음식디미방을 남겼다. 이 책은 아시아에서 여성이 쓴 가장 오래된 요리책이기도 하다. 장계향은 시, 서예, 문장, 그림 등 여러 방면에서 뛰어났지만 여성에게 학문이 허용되지 않던 조선시대에 혼인을 하면서 학문을 포기하고 대신 부엌일에 매진했다. 그녀는 선비들처럼 책상에서 공부를 통해 인간이 나갈 도리를 깨우친 것이 아니라 가족들이 먹을 음식을 정성껏 만드는 부엌에서 도의 이치를 깨달았고, 그 정성스런 마음을 음식디미방에 담았다.

기존에 안동지역에 전해 내려오는 음식과 그녀가 직접 개발한 상세한 레시피 146가지가 실려 오늘날 재현되고 있다. 숭어만두, 어만두, 동아돈채, 대구껍질채, 꿩침채, 산갓침채, 죽순정과, 앵도편, 섭산삼 등 이름만 들어도 품위 있고 맛있을 것 같은 음식들이 소개돼 있다.

미국 버몬트주 시골 마을에 약 100만㎡에 이르는 정원을 아름답게 가꾼 타샤 튜더. 그림이면 그림, 요리면 요리 못하는 것이 없는 엄마다.

70여년 간 100여 권의 그림책을 남긴 그녀는 미국에서 최고의 동화책에 주는 칼데콧 상을 두 번이나 받았다. 그녀는 아침부터 부지런히 정원을 가꾸고, 가축을 돌보고, 요리를 만들고, 텃밭을 가꾸고, 겨울에는 저장음식을 만들었다.

미국 전통요리는 물론 프랑스 요리까지도 능했고, 먹고 입는 모든 것을 직접 길러내고 만들어내는 자급자족의 삶 속에서 행복을 찾은 여성이다. 그녀의 저서 '타샤의 식탁'에는 샐러드부터 빵, 수프, 머핀, 고기, 생선요리는 물론 디저트 음료, 크리스마스 음식까지 84가지의 요리법이 소개돼 있다. 그런데 막상 이 동화 같은 책을 보고서는 요리 문외한들은 요리하기가 어렵다고 한다.

이들 두 여성은 손에 물이 마를 날이 없었고 허리 한 번 제대로 펼 시간이 없는 고되고 바쁜 일상을 살았지만 맛있는 음식을 만들어내면서 기쁨을 찾았다.

마사 스튜어트는 가정을 돌보고 동생들을 돌봐야 했던 생활 속에서 자연스럽게 요리와 인테리어 감각을 익혔다. 멋진 가정요리와 인테리어 솜씨로 미국 여성들에게 가사 노동에 대한 아름다운 환상을 심어준 그녀는 오늘날 미국 여성들의 정신적 멘토다.

이들 세 명의 여성들처럼 태중의 아이를 위해 팔 걷어 부치고 요리면

요리, 바느질이면 바느질 솜씨를 갈고닦아보자.

줄리 앤 줄리아

요리 영화 '줄리 앤 줄리아'를 보면서 한 가지 생각한 것은 임신부도 충분히 줄리가 될 수 있고, 줄리아가 될 수 있다는 사실이다. 미국인 줄리아는 전설의 프렌치 쉐프이다. 줄리는 줄리아가 쓴 레시피 전체를 따라한 여성이다.

임신을 하면 음식을 잘 먹어야 하는데 만들어 먹기 귀찮고 특히 여름은 너무 더워서 요리하는 자체가 힘들다. 그렇지만 줄리 앤 줄리아를 보면서 임신 기간 동안 몇 개의 제대로 된 요리를 만들어 먹는 것도 멋지겠다는 생각을 했다.

요리책에 도전장을 내보는 것이다. 몇 가지 도전 요리를 정해서 레시피대로 따라 해보는 것이다. 요리에 재미도 붙일 수 있겠고 해냈다는 성취감도 느낄 수 있을 것 같다.

미국인 줄리아는 1900년대 초를 살아온 전설의 프렌치 쉐프. 평범한 줄리아는 외교관인 남편을 따라 프랑스에 살면서 무료함을 달래기 위해 프랑스 최고의 요리학교인 르꼬르동 블루에 입학한다. 양파 썰기조차 서툴렀던 그녀는 마침내 미국인을 위해 프랑스 요리서를 펴내고 프랑스 요리의 권위자가 된다.

  현대의 여성 줄리는 똑똑한 학생이었지만 사회에 나와서는 존재감이 없다. 그러다가 블로그를 해보라는 남편의 권유로 자신이 잘 하는 요리 블로그에 도전한다. 그녀의 프로젝트는 365일 동안 줄리아의 레시피로 542개의 요리를 만드는 것이다. 이것이 영화화된 것이 '줄리 앤 줄리아'다.

  두 여성의 공통점은 요리를 만들 때 즐거워한다는 사실이다. 우리도 즐겁게 요리하자. 태교 일기장에 요리 사진과 함께 요리를 준비하는 과정과 남편의 반응, 그리고 태아의 반응을 기록해 보자. 어찌 아는가. 여러분이 바로 '줄리 앤 줄리아' 같은 주인공이 될지. 몸은 무겁고 힘들지만 최선을 다해 보시길 바란다.

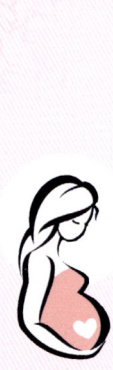

매일매일 태아와 이야기해요
Talk to the unborn baby

태교신기는 조선후기의 여성 실학자인 이사주당이 쓴 세계최초의 태교전문서다. 자신이 직접 4명의 아이를 낳은 경험과 의학서적 등을 참고해서 집대성한 책이다. 총 10장 35절로 구성돼 있다. 인성과 건강과 총명함을 두루 갖춘 아기를 낳을 수 있도록 안내해 주는 길라잡이다. 특히 이사주당은 효성 지극한 천재 아들 유희를 낳음으로써 태교의 효험을 입증했다.

BONUS BOOK

조선 명문가 태교 비법

태교신기는 임신한 엄마 아빠가
함께 읽어야 하는 태교 교본이다.
엄마 아빠가 소리 내서 읽어보도록 하자.
또 가능하면 필사를 권한다.

1 부모는 태교해야 할 책임이 있다

훌륭한 인성을 가진 아기를 낳기 위해
사람의 성품은 본래 하늘처럼 맑다. 기질은 부모를 닮는다.
부모가 태교에 소홀해 거친 기질을 잘 다스리지 못하면
뱃속의 태아는 부모의 거친 기질에 물들어
하늘과 같은 본래의 맑은 성품을 잃게 된다.
부모가 어찌 낳고 기름에 조심하지 않겠는가.

튼실하고 행복한 잉태는 건강한 생명의 첫 단추
아버지가 낳으시고, 어머니가 기르시고,
스승이 가르치는 것은 한결같이 모두 중요하다.
그러나 훌륭한 의사는 병들기 전에 치료하고,
훌륭한 가르침은 태어나기 전에 가르치는 것이다.
그러므로 스승의 십 년 교육이 어머니 뱃속의 열 달 기름만 못하고,
어머니의 열 달 기름은 아버지의 하루 낳음만 못하다.

행복한 잉태는 아버지 책임이다
중매절차대로 양쪽 집안이 예를 갖춘 후에 부부가 됐다.
부부는 날마다 서로 공경하는 마음으로 대해야 함에도
혹시라도 흉허물 없이 편하다고 해서
업신여기는 말을 해서는 안 된다.

지붕 아래나 침실에서도 해서는 안 될 말이 있다.
부인이 있는 침실이 아니면 감히 들어가서도 안 된다.
몸에 질병이 있는 상태로 침실에 들어가서도 안 된다.
상복을 입고도 감히 들어가서는 안 된다.
음양의 조화가 깨져 하늘의 기운이
예사롭지 않은 날에도 침실에 들어서는 안 된다.
삿된 기운이 몸에 깃들지 아니하게 해서
자식을 낳는 것이 아버지의 도리다.

몸과 마음을 바르게 해서 자식을 가르치는 게 어머니 책임이다
부부의 사랑으로 아기를 잉태했다.
어찌 열 달 동안 몸을 사사로이 하겠는가.
예가 아니면 보지 말고,
예가 아니면 듣지 말고, 예가 아니면 말하지 말고,
예가 아니면 움직이지 말고, 예가 아니면 생각하지 마라.
마음과 지혜와 온몸을 모두 순리대로 바르게 해서
그 자식을 가르치는 것이 어머니의 도리다.
열녀전(列女傳)에 이르기를 부인이 임신하면 잘 때도 기울지 않아야 하고,
앉아 있을 때도 한편으로 쏠리지 말아야 하며,
한쪽 발로 서있지 말고, 삿된 맛의 음식을 먹지 말며,
바르게 베이지 않은 것은 먹지 말며, 바르지 않은 자리에 앉지 말며,
눈으로 삿된 색을 보지 말고, 귀로 음란한 소리를 듣지 말며,
밤이 되면 소경으로 하여금 시를 낭송하게 하고
바른 일을 이야기하게 해서 아들을 낳아야 용모가 단정하고
재주가 보통 사람을 넘는다.

훌륭한 스승에게 배우다

아들이 자라서 8세가 되면
훌륭한 스승을 선택해서 따라야 한다.
스승은 입으로 가르치는 것이 아니라
몸소 보여 감동으로써 감화시켜야 하는 것이 도리다.
훌륭한 스승은 그 뜻을 이어받게 해야 한다.

자식이 재주와 지혜가 있고 나서 스승의 책임을 논하라

기혈이 막혀 지각이 순수하지 못한 것은 아버지의 허물이다.
병약하고 견문이 좁으며 재능이 없는 것은 어머니의 허물이다.
이러한데도 스승에게 책임을 묻는다.
스승이 가르치지 못하는 것은 스승의 책임이 아니다.

2 시작이 중요하다

사물의 성질은 배태 시에 근거한다

무릇 나무는 가을에 싹을 배니 비록 나무가 무성하나
가을의 기상을 닮아 곧게 뻗어 나가는 성질이 있다.
쇠는 봄에 배태되니 비록 세고 날카롭지만
오로지 녹아서 합쳐지려는 성질이 있다.
태는 성품의 근본이다. 한번 그 형태를 이루고 난 후
가르치는 것은 끝이다.

자식을 큰 그릇으로 키우는 길

중국은 땅이 넓어 기질의 차이가 크다.
남방에서 배태되면 입이 크다.
남방 사람들은 너그러워서 어짊을 좋아하기 때문이다.
북방에서 잉태되면 코가 높다.
북방 사람들은 고집이 세고 강하며 의로움을 좋아하기 때문이다.
이 모든 것은 기질의 덕이다.
태아는 열 달 동안 감화하여 형성되는 것이니
군자를 낳기를 원한다면
반드시 매사 조심하는 것이
태내로부터 이뤄져야 한다.

3 태교는 인간학, 효자가 효자를 낳는다

태교는 절제를 미리 가르치는 것이다

옛날 성왕은 태교의 법대로 왕비가 잉태한 지 3개월이 되면
별궁으로 거처를 옮겼다.
눈으로 간사스럽고 악한 것을 보지 않게 하고,
귀로는 이치에 어긋나는 말을 듣지 않게 하고,
음악 소리와 맛있는 음식은 예로서 절제했다.
이는 태아를 미리 가르치고자 함이다.
자식을 낳아서 훌륭했던 조상을 닮지 않으면 불효와 같다.
그러므로 태교에 힘써야 한다.
시경에 이르기를 효자가 끊어지지 아니하니
영원히 너에게 선을 준다.

태교하지 않으면 자식이 못나고 어리석다
요즘 임신부들은 반드시 기괴한 맛을 즐김으로써
입을 즐겁게 하고, 반드시 시원한 집에 머물면서 몸을 편안하게 하며,
한가하게 있으면서 즐거움이 없으면
허황한 말로 웃기게 한다.
임신하고도 집 안 사람을 속이고,
마침내 오래 누워있으면서 항상 잠만 잔다.
집안을 속여 그 기름을 다하는 것을 못하게 하고
오래 누워 있으면서 항상 잠만 자니
피의 움직임과 기의 움직임이 정체되고 멈춰
그 섭생을 어그러지게 하고
임신부를 위하는 것을 늦게 한다.
오로지 이러한 이유로 출산을 어렵게 하고
그 자식을 불초하게 해서
그 가문을 추락시킨 연후에야
원망을 운명으로 돌린다.

짐승조차도 태교한다
짐승도 새끼를 배면 반드시 수컷을 멀리하고,
새가 알을 품으면 반드시 먹을 것을 절제한다.
나나니벌도 자식을 만들 때 나 닮으라는 소리를 한다.
이런 이유로 짐승이 태어남은 모두 어머니를 닮는다.
사람이 불초해서 간혹 짐승보다 못한 경우가 있으니
성인이 있어 슬퍼하는 마음으로 태교의 법을 지었다.

4 태교는 가족과 나, 사회 전체의 몫이다

태교는 온 집안이 해야 한다
태를 기르는 것은 어머니 혼자 하는 게 아니다.
온 가족이 모두 조심해야 한다.
감히 분한 일을 듣게 해서는 안 된다. 화를 내면 안 되기 때문이다.
감히 흉한 일을 듣게 해서는 안 된다. 두려워하면 안 되기 때문이다.
어려운 일을 듣게 해서는 안 된다. 걱정하면 안 되기 때문이다.
감히 급한 일을 듣게 해서는 안 된다. 놀라면 안 되기 때문이다.
분노는 자식의 피를 병들게 하고, 두려움은 자식의 정신을 병들게 하고,
근심은 기가 병들게 한다.

임신부를 대하는 법
벗과 더불어 오래도록 함께 있어도 그 사람됨을 배운다.
하물며 태아는 어머니로부터 칠정을 닮는 것은 당연하다.
그러므로 임신부를 대하는 태도는 칠정이 지나치지 않게 해야 한다.
따라서 임신부의 곁에 항상 착한 사람을 둬
기거를 돕게 하고, 마음을 즐겁게 하며, 가히 모범이 되는 말씀과
도리에 맞는 일이 귀에서 끊이지 않게 해야 게으르고 사악하며
치우친 마음이 생겨나지 않는다.
이것이 임신부를 대하는 바이다.

*칠정(사람의 일곱가지 감정)
 기쁨, 노여움, 슬픔, 즐거움, 사랑, 미움, 욕심.
 혹은 기쁨, 노여움, 근심, 생각, 슬픔, 놀람, 두려움

보는 것을 조심해서 마음을 바르게 한다
임신 3개월에는 형상이 변하기 시작한다.
무소뿔의 무늬와 같아서 사물을 보는 대로 변한다.
반드시 귀인과 호인을 보게 하고,
백옥과 공작과 화려하고 아름다운 물건과
성현의 글과 신선이 찬 관대의 그림을 보게 한다.
보아서는 안 될 것도 있다.
광대가 원숭이의 흉내를 내면서 실없는 소리를 하거나
싸우는 형상, 죄인을 묶어 끌고 다니는 것, 얼굴이 흉한 사람,
무지개, 천둥, 번개, 일식, 월식, 유성이나 혜성, 홍수나 불이 나는 것,
나무가 부러지고 지붕이 무너지는 것,
짐승의 음란한 모양이나 병들고 다친 모습,
독한 벌레부터 징그러운 벌레에 이르기까지
임신부가 보아서는 안 될 것들이다.
이게 임신부가 눈으로 보는 것에 대한 것이다.

귀로 듣는 것을 삼가야 한다
인간은 소리를 들어 감동하면 마음이 움직이게 된다.
임신부는 시끄러운 음악과 노래를 들어서는 안되고,
시장에서 시끄럽게 서로 다투는 소리, 부인들의 욕지거리,
술에 취해 술주정하는 소리, 분해서 욕하는 소리,
슬퍼하며 우는 소리를 들어서는 안된다.
남으로부터 이치에 맞지 않는 뜬 소문을 듣지 말아야 한다.
오직 마땅히 사람을 두어 시와 좋은 글귀를 낭송하게 하고
그렇지 않으면 거문고와 비파를 연주하게 한다.

임신부는 마음을 바르게 해야 한다
의사를 불러다 약을 복용하면 병을 낫게 할 수 있다.
그러나 자식의 외모를 아름답게 할 수 없다.
집안에 물을 뿌려 청소하고 고요히 하는 것이
태아를 편하게 할 수는 있으나 자식을 좋은 재목으로 만들 수는 없다.
자식은 오로지 혈로 이뤄지고
혈에 의해 마음이 움직이니 그 마음이 바르지 못하면
자식 역시 바르지 못하다.
임신부의 도리란, 마음으로 공경하고 혹시라도 사람을 해치고
동물을 죽이려 하지 말아야 한다.
간사한 말로 사기 치고 물건을 탐하고 도둑질하고 질투하고
훼방하는 마음이 가슴 속에 싹트게 하지 말아야 한다.
그런 연후에라야 입으로 망언하지 않고
얼굴에 원망스러운 기색이 없다.
만약 얼굴에 공경함을 잃는다면 이미 혈이 잘못된 것이다.

마음이 바르면 말도 바르다
임신부의 말하는 도리는 분해도 사납게 말하지 말고,
화가 나도 악한 말을 하지 말며,
말하면서 삿대질 하지 말고, 잇몸을 보이며 웃지 말고,
사람들하고 농담하지 말고, 직접 꾸짖지 말며,
닭과 개를 직접 혼내지 말고,
사람을 속이지 말고, 사람을 헐뜯지 말고, 귓속말을 하지 말며,
근거 없는 말은 전하지 말고,
일을 직접 당하지 아니했으면 말을 하지 마라. 이것이 임신부의 말이다.

양생과 거처
거처와 양생을 삼가지 않으면 태를 보존하는 것이 위태롭다.
이미 임신을 했으면 부부는 잠자리를 해서는 안되며,
옷은 너무 덥게 입지 말며, 음식도 너무 배불리 먹지 말며,
너무 오래 낮잠을 자거나 누워있지 말며,
모름지기 때대로 걸어 다니고,
차가운 곳에 앉지 말며,
더러운 곳에 앉지 말며, 악취를 맡지 말고,
높이 있는 변소에 가지 말고, 밤에 문밖으로 나가지 말며,
비바람 부는 날 나가지 말며, 산야를 배회하지 말며,
우물과 무덤을 들여다보지 말며,
오래된 사당에 들어가지 말고, 높고 깊은 곳에 임하지 말고,
위험하게 걷지 말고, 무거운 것을 들지 말고,
노동을 심하게 해서 몸을 상하게 하지 말고,
망령되이 침과 뜸을 뜨지 말고, 쓸데없이 탕약을 먹지 말며,
마땅히 마음을 맑게 하여 조용하게 거처하고,
온화한 기운이 알맞아야 하며,
머리, 몸, 입, 눈이 하나같이 단정해야 한다.
이것이 임신부의 거처와 양생법이다.

임신부의 일하기
임신부가 진실로 일을 맡길 사람이 없으면
가능한 일만 선택해서 해야 한다.
직접 누에를 쳐서는 안되며, 베틀에 오르지 말며,
바느질은 조심히 해서 바늘에 손을 상하게 하지 말며,

반찬 만드는 일을 조심스럽게 해서 그릇을 떨어뜨려 깨뜨리지 말아야 한다.
찬물에 손대지 말며, 날카로운 칼을 사용하지 말며,
칼로 살아있는 생물을 자르지 말며,
자를 때는 반드시 바르게 잘라야 한다.
이것이 임신부의 일하는 방법이다.

임신부가 앉아있을 때의 움직임
임신부는 단정하게 앉아야 한다. 기울여 앉지 말며,
벽에 기대어 앉지 말며, 다리를 쭉 펴고 앉지 말며,
무릎을 세우고 앉지 말며, 마루 끝에 걸터앉지 말며,
앉아서 높은 곳의 물건을 취하지 말며,
서서 땅에 있는 것을 들지 말며,
오른손으로 왼쪽의 물건을 취하지 말며,
왼손으로 오른쪽의 물건을 취하지 말며,
어깨를 돌려보지 말며, 만삭에 머리를 감지 마라.
이것이 임신부가 앉아서 해야 할 움직임이다.

임신부가 서서 다니는 방법
임신부는 혹 서 있거나 걸을 때에도
한발에만 의지해서는 안 된다.
기둥에 기대서도 안 되고, 급하게 걸어서도 안 되고,
좁은 비탈길을 걸을 때는 반드시 서서 올라야 하고,
반드시 앉아서 내려와야 하며,
급하게 뛰어서도 안 되고, 건너뛰는 것도 안 된다.

임신부가 잠잘 때 누워있는 방법

임신부가 잠잘 때 누워있는 도리는 엎드려 자서도 안 되고,
똑바로 누워 자서도 안 되고, 몸을 구부리고 자서도 안 되고,
문 쪽으로 자서도 안 되고, 이불을 덮지 않고 자서도 안 되고,
크게 춥거나 더울 때는 낮잠을 자서도 안 되고,
많이 먹고 자서도 안 되며, 달이 차면 옷을 쌓아 옆을 지탱하고,
밤의 반은 오른쪽으로, 반은 왼쪽으로 자는 게 도리다.

음식을 먹는 도리

임신부가 음식을 먹는 도리는 과실의 형태가 바르지 않은 것은
먹지 말며, 벌레 먹은 것도 먹지 말며, 썩은 것도 먹지 말며,
음식이 차가운 것도 먹지 말며,
쉰 음식도 먹지 말며, 썩은 생선과 썩은 고기도 먹지 말며,
색깔이 나쁜 것도 먹지 말며, 냄새가 고약한 것도 먹지 말며,
제대로 삶지 못해 설 익힌 음식도 먹지 말며,
아무 때나 먹지 말며, 고기가 비록 많이 있어도 절제해야 한다.
술을 마시면 맥박이 흩어지고,
보리 싹과 마늘은 태를 삭히며,
비름과 메밀과 율무는 태를 떨어뜨린다.
우슬과 화살 나물은 먹지 마라.
자식을 단정하게 하고 싶으면 잉어를 먹고,
자식을 건강하고 지혜롭게 하고 싶으면 소의 신장을 보리와 함께 먹고,
자식을 총명하게 하고 싶으면 해삼을 먹고,
출산에 임해서는 새우와 미역을 먹는다.
이것이 임신부의 음식을 먹는 법이다.

임신부가 해산에 임했을 때
임신부가 해산할 때가 되면 음식을 충분히 먹고,
천천히 자주 걷고, 잡인과 만나지 말고,
자식을 돌봐줄 사람을 반드시 살펴 뽑고,
통증이 있어도 몸을 뒤틀지 말고,
비스듬히 누우면 출산이 쉽다.

태교법의 총결
임신한 어머니는 태아와 혈맥이 이어져 있어 호흡을 따라서 움직이니
어머니의 기쁘고 성내는 바가 자식의 성격이며, 보고 듣는 것이
자식의 총명함이며, 춥고 따뜻함은 자식의 기운이며
마시고 먹는 것이 살이 된다.
어미 된 자가 어찌 조심하지 않겠는가.

5 태교를 모르면 어머니 자격이 없다

태교의 요점은 조심하는 것
태교를 알지 못하는 것은 어머니로서 부족한 것이다.
반드시 바른 마음을 가져야 한다.
바른 마음을 갖는 것은 법도가 있다.
보고 듣는 것을 조심하는 것이요,
앉고 서는 것을 조심하는 것이요
잠자고 먹는 것을 조심하는 것이다.

잡념이 없으면 가능하다.
잡념을 없애면 바른 마음을 가질 수 있으니
조심하면 태교를 이룰 수 있다.

태교를 하고 안 한 결과는 뚜렷하다
어찌 열 달 노고를 꺼리는가.
태교를 아니 하면 그 자식이 불초하니
스스로 소인의 어머니가 되려 하는가.
어찌 열 달을 힘써 노력해서
그 자식을 어질게 해서
스스로 군자의 어머니가 되려 하지 않는가.
이 두 가지가 태교를 세운 이유다.
옛 성인 역시 어찌 일반 사람들과
크게 다르겠는가.
태교를 하고 안 함. 이 두 가지에 있다.
자식 키우는 것을 배운 후에 시집가는 것이 아니다.

구하면 얻는다
어머니가 되어서 태를 기르지 않음은
태교를 아직 듣지 못했기 때문이다.
듣고도 행하지 않는 자는 포기한 것이다.

천하의 일이라는 것이 하고자 하는 데서 이뤄지고
포기하는 데서 무너지는 것이다.
어찌 의지가 있는데 이뤄지지 않겠으며,
어찌 포기하는데 무너지지 않겠는가.
하고자 하면 이뤄진다.
어리석은 사람도 어려운 일이 아니며,
포기하면 무너지는 것이니 지혜로운 사람도 쉽지 않다.
어머니가 되려거든 어찌 태교가
의무가 아니겠는가.

6 태교를 안 했을 때의 폐해

태를 잘못 기르면 장애를 겪거나 생명이 위험하다
태를 기름에 삼가지 않으면 어찌 자식이 재주만 없겠는가.
그 형태가 온전하지 않고 질병도 심히 많다.
또한, 태가 떨어지고 낳기도 어렵다.
비록 낳아도 일찍 죽는다.
실로 그 이유가 태를 잘못 기른 데 있는데
어찌 나는 모른다고 하겠는가.
서경(書經)에 이르기를 하늘의 재앙은 피할 수 있다.
그러나 스스로 재앙을 짓는 것은 피할 수가 없다.

7 간사한 마음이 일지 않아야 한다

부적과 주문으로 태아를 지키는 게 아니다
요즘 임신부의 집은 소경과 무녀를 끌어들여
부적을 붙이고 주문을 외우며
빌고 푸닥거리를 한다.
또 불사를 짓고 스님에게 시주한다.
이렇게 하면 사악하고 편벽한 생각이
일어나서 거스른 기운에 응하고,
거스른 기운이
아기의 형상을 이루게 돼 좋은 것이 없다.

질투하지 말라
질투하는 사람은 여러 첩과 자식이 있는 것을 꺼린다.
한 집에 두 명의 임신부가 윗동서 아랫동서 사이라도
역시 서로 용납을 못하니 어찌 이와 같은 마음가짐으로
자식을 낳아 재주 있고 장수하리오.
내 마음이 하늘이라.
마음이 착하면 하늘의 운명이 선하고,
천명이 선하면
선함이 자손에 미친다.

8 태를 잘 길러야 재주 있고 장수한다

어머니가 건강해야 아기도 건강하다
의원이 말하기를 어머니가 한 병을 얻으면
아기도 한 병을 갖게 되고,
어머니가 열병을 얻으면 아기도 열병을 갖게 된다.
이같은 이치를 알아야 한다.
자식이 어머니 몸에 있는 것이 오이가 오이 넝쿨에 있는 것과 같다.
젖고 마르고 자라고 익는 것이 그 뿌리에 물을 대고 대지 않는 것과 같다.
나는 어미가 잘 먹지 못함에도 태를 잘 기르는 것을 아직 보지 못했다.
또 태가 잘 길러지지 않고도
능히 재주 있고 장수하는 것을 보지 못했다.

사회적 지위가 높아도 태교를 모르면 못한다
쌍둥이의 얼굴과 용모가 같은 것은
태를 똑같이 길렀기 때문이다
한 나라 사람의 풍속과 숭상하는 바가 서로 같은 것은
태를 기를 때 섭취한 음식물이 같기 때문이다.
한 세대의 품격이 서로 같은 것은
태를 기를 때 보고 들은 것이 같기 때문이다.
이 세 가지가 태교의 이유이다.
이미 태교의 명백함이 이와 같은데
행하지 아니하니
나는 이유를 모르겠다.

9 태교는 온고지신이다

옛 사람들의 태교 실천
태를 가르치지 않는 것은 주나라 말기에 없어졌기 때문이다.
옛 사람들은 태교의 도를 옥판에 새겨 종묘에 두었으니
후세 사람들을 경계하기 위함이었다.
태임이 문왕을 임신했을 때 눈으로는 사악한 색을 보지 않고,
귀로는 음탕한 소리를 듣지 않고, 입으로는 오만한 말을 하지 않았다.
문왕을 낳으니 총명하고 성품이 훌륭했다.
태임이 가르치니 하나를 가르치면 백을 알았다.
마침내 주나라의 종제사를 받드는 분이 되었다.
읍강은 성왕을 임신해서 한 발로 서있지 않았고,
기대앉지 않았고, 혼자 있을 때도 웅크리고 앉지 않았으며,
비록 화가 나도 꾸짖지 않았다.

10 좋은 배우자와의 만남이 태교의 시작이다

훌륭한 배우자를 선택해야 한다
태교에 "훌륭한 자손을 얻기 위해 며느리를 보거나 딸을 시집보낼 때
반드시 효성스럽고 공손함이 대대로 이어져
옳은 일을 행함이 있는 자를 선택해야 한다"고 했다.
임신 후 군자의 도리를 가르치는 것보다 부모 된 사람의 본바탕이 우선이다.
인간 됨됨이를 좋게 만드는 책임은 부인에게 있다.
어진 사람을 선택하되, 만일 불초한 사람을 만나게 되면
이를 가르치는 것은 자손을 위함이다.
성인의 도에 이르지 않은 자가 어찌 함께할 수 있겠는가.

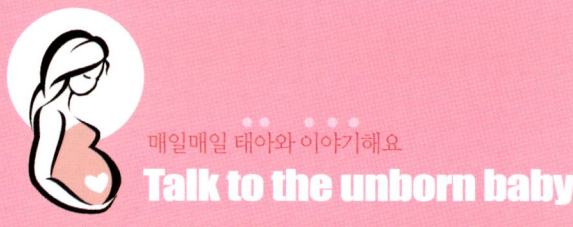

매일매일 태아와 이야기해요
Talk to the unborn baby